マイ・プラクティス

カイロプラクティック基本テクニック論

岡井 健 D.C.

はじめに

　カイロプラクティックを学んでいる方々へ、カイロプラクティックを学びきれていない方々へ、そして、より優れたカイロプラクターを目指して日々研鑽している仲間たちへ。これは日々のカイロプラクティックの診療を支える基本テクニックを紹介する一冊です。

　最初は、カイロプラクティック・テクニックの基礎、入門編となるものを書き始めましたが、下書きが仕上がってみると、ここで紹介するテクニックは現在でも自分自身が患者の治療に日々使っている基本ベースとなっているものばかりであり、決して初心者向けに特化したものではないことに気がつきました。それならば、この大切な治療の基本となるアジャストメント・テクニックをなるべくシンプルにわかり易い言葉で伝えようと思いました。

　テクニックを学ぶ上で、最も基本的で大切なことに**「考え方」**というものがあります。「考え方」を知らないとつまずいた時に立ち上がれない、どうしていいかわからなくなります。そういう壁にぶつかった時に「考え方」を知っていれば、原点に立ち戻って理論や基本からたどって考えていくことができ、答えのヒントが見えてきます。あとは、そこから試行錯誤していけばいいのです。自分で考えることができるようになれば、必ず上達するはずです。答えは一つではありません。あなたには、あなたの個性に合った答えがあるはずです。それを導き出せるように、随所にヒントや「考え方」を散りばめて伝授したいと思います。

　カイロプラクターは、カイロプラクティック・テクニックを学ぶ上で、施術者としての**自分の体の使い方**をもっと研究するべきです。アジャストメントにおいては、患者の背骨の一部に適切な力を的確な方向とスピードで与えることが、大切なポイントとなります。その力を与えるという作業は施術者が行うわけで、思い通りに効率的にその力を患者に伝える工夫が必要になるのです。

　また、施術者の力を受け取る患者の体の位置、角度、リラックス状態などが、施術者の力と絶妙なハーモニーを生み出す時に、最も効率的、かつ効果的な結果が得られるのです。患者の体にはそれぞれ特徴があり、全く同じ体は存在しません。同じ患者であっても、その日の体の状態は変化します。それにスムーズに対応するためには、「考える力」と経験がものを言います。

　施術者と患者の体の位置関係によって、施術者の体の使い方は大きく変わるものです。より効果的に適切に力を伝えるには、どのような位置関係で患者に向かい合い、どのような角度で腕や手、指を使うかなどがポイントとなります。このように、**患者の体を知り、自分の体の使い方を知る**ことが、テクニック上達のカギともなるのです。そのことを理解しないと、効果的に練習するこもできずにフラストレーションばかりがたまり、アジャストメントを諦めてしまうことにもつながりかねません。

ここでは、カイロプラクティック・テクニックを学び行う上での「考え方」を伝えることで、上達の大きな障害にぶつかった時に、それを乗り越えられるようにということを念頭に構成しています。解剖学やバイオメカニクスを含めた患者の体、そして施術者の自分の体の使い方、さらにその二つのハーモニーを考えていきたいと思います。

　カイロプロクターとして、患者をアジャストしていく上で、自分の治療を支えるバックボーンとなるしっかりとしたテクニックの基本形を確立していくことは大切です。これから先、長年にわたってきっと頼りになる武器となり、支えとなります。自分の基本形をしっかりと構築し、その技をマスターし、「考え方」を持ち合わせていれば、幅広い応用力や適応力が得られ、**自然と応用形や発展形のテクニックは生まれてきます。**

　カイロプラクティックのテクニックとは、**一生をかけて学び続けるものです。**より効果的で、より安全で、より快適なものを目指して努力するのです。皆さんが高い知識、技術、倫理感を持ち、そして愛情にあふれるカイロプラクターとして、多くの方の健康の役に立てるように成長し続けることができることを願います。

2018年6月吉日　岡井 健

目次

はじめに

第1章 心の在り方 — 1

1 なぜカイロプラクティックなのか？ — 2
2 技術を学ぶということの厳しさを知る — 2
3 没頭するということ — 3
4 継続をするということ — 3
5 向上心を持ち続けるということ — 3
6 思いを同じくする仲間を持つ — 3
7 バランス感覚を大切にする — 4
8 頑張ったなら自分を褒めてあげる — 4
9 人のために努力できること — 4

第2章 サブラクセイションを考える — 7

1 カイロプラクティックの定義 — 8
D.D. パーマーによる定義： — 9
WHO による定義： — 9
米国国立衛生研究所（NIH）による定義： — 9
岡井 D.C. による定義： — 9

2 サブラクセイションの定義 — 9

3 サブラクセイションはどうして起こるのか — 10
a. 筋肉 — 10
b. 椎間板 — 10
c. 椎骨 — 10
d. 椎間関節 — 10
e. 靭帯 — 10

4 サブラクセイションはどのように身体に悪影響があるのか ——— 11
    a. サブラクセイションは神経を圧迫している ——— 11
    b. サブラクセイションは椎間板の問題の原因となる ——— 11
    c. 椎間関節と関節包への影響 ——— 12
    d. 椎骨の変形 ——— 12
    e. 靭帯の硬化や石灰化 ——— 12
    f. 脳脊髄液の循環 ——— 12
    g. 筋肉への影響 ——— 12

5 サブラクセイションをアジャストする効果 ——— 12
    a. 神経への圧迫が改善される ——— 12
    b. 関節や体の歪みが改善される ——— 12
    c. 椎間板への圧力が減少する ——— 13
    d. 関節の可動性が向上する ——— 13
    e. 脳脊髄液の循環が向上する ——— 13
    f. エンドルフィン ——— 13
    岡井 D.C. のサブラクセイションの定義： ——— 13

第3章 アジャストメント コンセプト ——— 15
1 ミスアライメントとフィクセイション ——— 16
2 効果と快適さの両立 ——— 17
3 アジャストメントの適切な強さや深さ ——— 17
4 Line of Drive ——— 18
5 オープンパック・ジョイントとクローズパック・ジョイント ——— 18
6 コミュニケーション ——— 19

第4章 触診 ——— 21
1 モーション・パルペーションとスタティック・パルペーション ——— 22

2 触診には解剖学とバイオメカニクスの知識が大前提 ——— 23

3 触診の最初はランドマークを触って感じるだけ ——— 23

 a. 腸骨の PSIS（後上腸骨棘） ——— 24
 b. 腸骨の PIIS（後下腸骨棘） ——— 24
 c. 仙骨 ——— 24
 d. 椎骨の棘突起 ——— 25
 e. 腰椎の乳頭突起 ——— 25
 f. 胸椎の横突起 ——— 26
 g. 肋骨 ——— 27
 h. 頸椎椎弓板 ——— 28
 i. C1（環椎） ——— 28
 j. 後頭骨 ——— 30

4 視診と触診を組み合わせる ——— 31

 a. 立位での視診 ——— 31
 b. 立位での視診によるスクリーニング ——— 32
  ①足の扁平 ——— 32
  ②つま先の開き具合 ——— 32
  ③左右の膝の観察 ——— 32
  ④骨盤の回旋 ——— 32
  ⑤骨盤の左右の傾き ——— 33
  ⑥骨盤の下後方へのシフト ——— 33
  ⑦骨盤の前傾と腰椎の前弯 ——— 34
  ⑧背骨の側弯や捻れ ——— 34
  ⑨肩や肩甲骨の位置 ——— 34
  ⑩顔から首への横への傾きと回旋 ——— 35
  ⑪首の前傾 ——— 36
 c. 腹臥位で触診の際に視診を利用する場合 ——— 37
  ①左右の足の長さの違いと回内、回外 ——— 37
  ②左右の殿部や PSIS の高さの違い ——— 38
  ③腰椎から腰仙移行部のカーブ ——— 38
  ④左右の起立筋の違い ——— 39
  ⑤胸郭の捻じれ ——— 39
  ⑥左右の肩甲骨の比較 ——— 39

⑦胸椎の後弯 ……………………………………………… 40
　　　⑧僧帽筋の張り …………………………………………… 40
　　　⑨左右の頸部の筋肉のバランス ………………………… 40

5 スタティック・パルペーションのタッチ ……………… 41

6 スタティック・パルペーションで何を感じ、何を探すのか？ …… 41

7 スタティック・パルペーションの手順 ………………… 42
　a. 座位での触診 ……………………………………………… 42
　b. 腹臥位での触診 …………………………………………… 43
　　①骨盤 ……………………………………………………… 43
　　②腰椎 ……………………………………………………… 44
　　③胸椎と胸郭 ……………………………………………… 44
　　④頸椎 ……………………………………………………… 44
　c. 仰臥位での触診 …………………………………………… 45

8 モーション・パルペーションの手順 …………………… 45
　a. エンドフィール …………………………………………… 45
　b. 頸椎のモーション・パルペーション …………………… 46
　　①伸展 ……………………………………………………… 46
　　②側屈 ……………………………………………………… 46
　　③回旋 ……………………………………………………… 47
　c. 胸椎のモーション・パルペーション …………………… 47
　　①伸展 ……………………………………………………… 47
　　②側屈 ……………………………………………………… 48
　　③回旋 ……………………………………………………… 48
　d. 腰椎のモーション・パルペーション …………………… 49
　　①伸展 ……………………………………………………… 49
　　②側屈 ……………………………………………………… 50
　　③回旋 ……………………………………………………… 50
　e. 骨盤のモーション・パルペーション …………………… 51
　　① AS 腸骨 ………………………………………………… 51
　　② PI 腸骨 ………………………………………………… 51

第 5 章 頸椎アジャストメント ───── 53

1 頸椎を知る ───── 54

2 頸椎の触診法 ───── 55
    a. 頸椎の伸展のパルペーション ───── 55
    b. 頸椎の側屈のパルペーション ───── 55
    c. 頸椎の回旋のパルペーション ───── 56
    d. アジャストメントする部位の決定 ───── 57

3 頸椎の患者のポジショニング ───── 57

4 頸椎の施術者のポジションと構え「自分の形」───── 58
    a. スタンス ───── 58
    b. 手首の角度 ───── 58
    c. 肘の位置 ───── 58
    d. 腰を上げて前傾 ───── 59
    e. 両腕が 90 度 ───── 59

5 頸椎のコンタクトポイント ───── 60

6 頸椎のコンタクトハンド ───── 61

7 頸椎のサポートハンド ───── 62
    a. 親指の母指球 ───── 63
    b. 手のひら ───── 64
    c. 人差し指と中指 ───── 64
    d. 薬指と小指 ───── 64
    e. 手のベース ───── 64

8 頸椎のコンタクトの取り方 ───── 65

9 頸椎のテンションと LOD の微調整 ───── 67
    a. 引き離し ───── 67
    b. 支点作り ───── 68
    c. 遊びを取り去る ───── 68
    d. LOD の微調整 ───── 69

10 頸椎のスラストとサポートハンドの使い方 —— 70
a. スラストの基本動作 —— 70
①大胸筋で肩から腕を動かす —— 70
②肘を伸ばす動き —— 70
③手首から先の回内と跳ね上げの動き —— 70
b. 手首の使い方のイメージ —— 71
c.「自分の形」でリラックス —— 71
d. スラストの瞬間までリラックスのための練習 —— 72
e. サポートハンドの練習 —— 72
f. スラストのイメージ —— 73
g. スラストの注意点 —— 73
①手首の折れ曲がり —— 73
②鈍いスラスト —— 74
③サポートハンドでの引っ張り —— 74
④スラストのリコイル —— 74
⑤正中線の意識がない —— 74

11 頸椎のセットアップとアジャストメントの流れ —— 75
a. 患者をポジショニングする —— 75
b. 施術者がポジションを取る —— 75
c. サポートハンドを取る —— 76
d. コンタクトを取る —— 76
e. テンションの位置の確認と LOD の微調整のための触診 —— 76
f. スラスト —— 76

12 患者のリラックス法 —— 77
a. 言葉でリラックスさせる —— 77
b. 肩の力を抜かせる —— 77
c. サポートハンドで患者の首を揺らして力を抜かせる —— 78
d. 指示を与えながら患者自身にテンションの位置まで首を動かしてもらう —— 78

13 練習方法 —— 79
a. 自分の形作り —— 79
b. 大胸筋コントラクション —— 79

    c. スラストの素振り ———————————————————— 79

    d. ボールの対極遊び ———————————————————— 80

 頸椎のアジャストメント八景 ———————————————————— 83

第6章 後頭骨とC1のアジャストメント ———————————— 85

1 後頭骨とC1を知る ———————————————————— 86

2 触診法 ———————————————————————————— 88

  a. 後頭骨の触診 ———————————————————————— 88

    ①骨頭骨とC1の関節の開きのパルペーション ———————— 88

    ②後頭骨の伸展のパルペーション ———————————————— 88

    ③後頭骨の屈曲のパルペーション ———————————————— 88

    ④後頭骨の側屈のパルペーション ———————————————— 89

    ⑤後頭骨の回旋のパルペーション ———————————————— 89

  b. C1の触診 ———————————————————————————— 90

    ①C1の側方変位のパルペーション ———————————————— 90

    ②C1の回旋のパルペーション ———————————————————— 91

3 後頭骨とC1の患者のポジショニング ———————————— 91

4 施術者のポジションと構え ———————————————————— 91

  a. 後頭骨のポジションと構え ———————————————————— 91

  b. C1のポジションと構え ———————————————————— 92

5 サポートハンド ———————————————————————— 92

  a. 後頭骨のサポートハンド ———————————————————— 92

  b. C1のサポートハンド ———————————————————————— 93

6 コンタクトポイト・コンタクトハンドとコンタクトの取り方 ———— 93

  a. 後頭骨のコンタクト ———————————————————————— 93

  b. C1のコンタクト ———————————————————————————— 94

    ①左回旋方向へ動かす場合のコンタクト ———————————— 94

    ②右回旋方向へ動かす場合のコンタクト ———————————— 95

    ③回旋がなく側方変位のみの場合のコンタクト ———————— 95

7 テンションと LOD の微調整 — 96
    a. 後頭骨のテンションと LOD の微調整 — 96
    b. C1 のテンションと微調整 — 97

8 スラスト — 97
    a. 後頭骨のスラスト — 97
    b. C1 のスラスト — 98

9 後頭骨へのセットアップとアジャストメントの流れ — 99
    a. 患者のポジショニング — 99
    b. アプローチ — 99
    c. 施術者のポジションと構え — 99
    d. コンタクト — 100
    e. 牽引 — 100
    f. テンションと LOD の微調整 — 100
    g. スラスト — 100

10 C1 へのセットアップとアジャストメントの流れ — 101
    a. 患者のポジショニング — 101
    b. アプローチ — 101
    c. 施術者のポジションと構え — 101
    d. コンタクト — 101
    e. サポートハンドでの引き寄せ — 101
    f. テンションと LOD の微調整 — 102
    g. スラスト — 102

後頭骨のアジャストメント八景 — 103

C1 のアジャストメント八景 — 104

第 7 章 胸椎のアジャストメント — 105

1 胸椎を知る — 106

2 触診法 — 107
    a. 胸椎の後方変位とフィクセイションのパルペーション — 107

- b. 胸椎の回旋のパルペーション ー 108
- c. 胸椎の側屈のパルペーション ー 108

3 患者のポジショニング ー 108

4 施術者のポジションと構え ー 109
- a. 上体のかぶり具合 ー 110
- b. 立ち位置 ー 110
- c. LODと上体のかぶり方 ー 110
  - ①回旋がないケース ー 111
  - ②左の横突起の後方変位で回旋のケース ー 111
  - ③右の横突起の後方変位で回旋のケース ー 111
- d. 両腕の構え ー 111
- e. スタンスと足の構え ー 111

5 コンタクトポイントとコンタクトハンド&サポートハンド ー 112
- a. スリーポイント・コンタクト ー 113
- b. メインハンド&サポートハンド ー 114
- c. ティッシュスラックの取り方 ー 114

6 呼吸とテンション ー 115
- a. 呼吸とコンタクトハンド ー 115
- b. 回旋と側屈 ー 116
- c. 体重のかけ方 ー 117
- d. テンション ー 117
- e. 関節の状態のイメージ ー 118

7 スラストとボディードロップ ー 118
- a. 三つの力 ー 119
  - ①腕のスラスト ー 119
  - ②上体からのボディードロップ ー 119
  - ③膝を使ってのボディードロップ ー 120
- b. 三つの力のバランス ー 120
- c. スラストのタイミング ー 121

8 患者のリラックス法 ー 121

- a. 肩甲骨を軽く広げて寝てもらう — 121
- b. 快適な顔の角度調整 — 122
- c. 軽いコンタクト — 122
- d. ゆったりとした呼吸法 — 122
- e. コンタクトハンドを左右に揺らしながらテンションを取る — 122

9 練習方法 — 124
- a. 腕のスラストの練習 — 124
- b. 上体からのボディードロップの練習 — 124
- c. 膝を使ってのボディードロップの感覚の練習 — 125
- d. 三つの力を合わせる練習 — 126
- e. 小刻みにコンタクトハンドを揺らす練習 — 126

胸椎のアジャストメント八景 — 128

第8章 腰椎骨盤のアジャストメント — 129

1 腰椎骨盤を知る — 130

2 触診法 — 131
- a. PI 腸骨の触診 — 131
- b. AS 腸骨の触診 — 132
- c. 仙骨底の後方変位の触診 — 133
- d. 腰椎の触診 — 133

3 患者のポジショニング — 135

4 施術者のポジションと構え — 139
- a. 立ち位置 — 139
- b. 足の構え — 141
- c. 上体の構え — 142

5 コンタクトポイントとコンタクトの取り方 — 143
- a. ティッシュラックを取ることは意識しない — 143
- b. 腰椎の棘突起へのコンタクト — 143
- c. PI 腸骨のコンタクト — 144

  d. AS 腸骨のコンタクト ——————————————————— 145
  e. 仙骨底の後方変位へのコンタクト ————————————— 146

6 サポートハンド ———————————————————————— 147

7 患者をロールする ——————————————————————— 148

8 骨盤の固定とコントロール ————————————————— 151

9 LOD(Line of Drive) ————————————————————— 152
  a. 腰椎のアジャストメントの LOD ——————————————— 152
  b. PI 腸骨のアジャストメントの LOD —————————————— 154
  c. AS 腸骨のアジャストメントの LOD —————————————— 155
  d. 仙骨底の後方変位のアジャストメントの LOD ———————— 155
  e. LOD の微調整 ———————————————————————— 155

10 テンション ——————————————————————————— 156
  a. 腰椎、PI 腸骨、仙骨底のアジャストメントのテンションの取り方 — 156
  b. AS 腸骨のアジャストメントのテンションの取り方 ——————— 157

11 腕のスラストとボディードロップ ——————————— 158
  a. 腕のスラスト ———————————————————————— 158
   ① 大胸筋を使って肩から上腕を動かす ——————————— 158
   ② 肘を伸ばす動き ————————————————————— 158
   ③ 手首をさらに伸展させる動き ——————————————— 158
   ④ AS 腸骨のアジャストメントではトルクが大切 ——————— 159
  b. 腰椎、PI 腸骨、仙骨底のアジャストメントのボディードロップ — 160
   ① 膝を曲げる下半身からのドロップ ————————————— 160
   ② 上体を前に折るドロップ ————————————————— 161
  c. AS 腸骨のアジャストメントのボディードロップ ——————— 162
   ① お尻を横に振る下半身のドロップ ————————————— 162
   ② 上体を前に折るドロップ ————————————————— 162
  d. 腕のスラスト、ボディードロップ、サポートハンドのバランスとタイミング — 163
   ① 腕のスラストとボディードロップのバランスを考える ———— 163
   ② 腕のスラストとボディードロップのタイミング ——————— 163

③サポートハンドとのタイミング —————————————————— 164
12 セットアップからアジャストメントの流れ —————————————————— 165
a. 腰椎のセットアップからアジャストメントの流れ —————————————————— 165
　　　①患者のポジショニングとタックイン —————————————————— 165
　　　②左肩の安定 —————————————————— 165
　　　③施術者の構え —————————————————— 166
　　　④患者の脚を腿でコントロール —————————————————— 166
　　　⑤腿で押し込む —————————————————— 166
　　　⑥サポートハンド —————————————————— 166
　　　⑦コンタクトの確認 —————————————————— 167
　　　⑧患者のロール —————————————————— 167
　　　⑨骨盤の固定 —————————————————— 167
　　　⑩LODの微調整 —————————————————— 168
　　　⑪「張り」の確認 —————————————————— 168
　　　⑫テンション —————————————————— 169
　　　⑬スラストとボディードロップ —————————————————— 169
b. PI腸骨のセットアップからアジャストメントの流れ —————————————————— 169
　　　①患者のポジショニングとタックイン —————————————————— 169
　　　②左肩の安定 —————————————————— 169
　　　③施術者の構え —————————————————— 169
　　　④患者の脚を腿でコントロール —————————————————— 170
　　　⑤腿で押し込む —————————————————— 170
　　　⑥サポートハンド —————————————————— 170
　　　⑦コンタクトの取り方 —————————————————— 170
　　　⑧患者のロール —————————————————— 171
　　　⑨骨盤の固定 —————————————————— 171
　　　⑩コンタクトの取り直し —————————————————— 171
　　　⑪「張り」の確認 —————————————————— 171
　　　⑫テンション —————————————————— 172
　　　⑬スラストとボディードロップ —————————————————— 172
c. AS腸骨のセットアップからアジャストメントの流れ —————————————————— 172
　　　①患者のポジショニングとタックイン —————————————————— 173
　　　②左肩の安定 —————————————————— 173
　　　③施術者の構え —————————————————— 173
　　　④サポートハンド —————————————————— 173

⑤コンタクトの取り方 ———————————————————— 174
　　　⑥患者のロール ———————————————————————— 174
　　　⑦骨盤の固定 —————————————————————————— 174
　　　⑧コンタクトの取り直し ———————————————————— 175
　　　⑨張りの確認 —————————————————————————— 175
　　　⑩テンション —————————————————————————— 175
　　　⑪スラストとボディードロップ ————————————————— 176
　d. 仙骨底の後方変位のセットアップからアジャストメントの流れ ———— 176
　　　①ポジショニングとタックイン ————————————————— 176
　　　②肩を安定させる ——————————————————————— 176
　　　③施術者の構え ———————————————————————— 177
　　　④患者の脚を腿でコントロール ———————————————— 177
　　　⑤腿で押し込む ———————————————————————— 177
　　　⑥サポートハンド ——————————————————————— 177
　　　⑦コンタクトの取り方 ———————————————————— 178
　　　⑧患者のロール ———————————————————————— 178
　　　⑨骨盤の固定 —————————————————————————— 178
　　　⑩コンタクトの取り直し ———————————————————— 178
　　　⑪張りの確認 —————————————————————————— 178
　　　⑫テンション —————————————————————————— 179
　　　⑬スラストとボディードロップ ————————————————— 179

13 患者のリラックス法 ———————————————————————— 180
　a. ポジションニングでの肩の位置 ———————————————————— 180
　b. テーブルの端との距離 ——————————————————————— 180
　c. 腰の反り、丸まり ————————————————————————— 181
　d. 肩の力を手で動かして緩めて抜いてあげる —————————————— 181
　e. ロールの量を最小限にする ————————————————————— 182
　f. コンタクトハンドとサポートハンドで揺らす ————————————— 182
　g. 声のかけ方 ———————————————————————————— 183

14 練習方法 ————————————————————————————————— 183
　a. 腕のスラストのドリル ——————————————————————— 183
　　　①大胸筋で肩だけを動かす —————————————————— 183
　　　②肘を伸ばす動きを加える —————————————————— 184

③手首の伸展を加える ─── 184
　b. ボディードロップの練習3種 ─── 184
　　①お辞儀前屈 ─── 184
　　②前のめりに倒れこみ ─── 185
　　③ダミーへの打ち込み ─── 185
　c. 三つの力のタイミング合わせの練習 ─── 186
　　①エア・アジャストメント ─── 186
　　②ダミーでのタイミング合わせ ─── 186

腰椎アジャストメントのセットアップ八景 ─── 187
AS腸骨アジャストメントのセットアップ八景 ─── 188
あとがき ─── 189
著者紹介 ─── 191

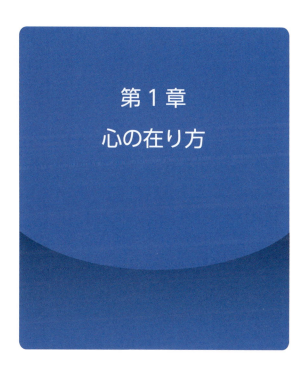

心の在り方

　カイロプラクティックのテクニックを学ぶ上で、まず大切なことは、「心の在り方」です。カイロプラクティックは、サイエンス、アート、フィロソフィーの調和でできていると言われています。アートとは、「技術」という意味合いが濃く、フィロソフィーとは、「考え方」や「定義」などが主となりますが、実際には、「心の在り方」も大きなものです。ところが、「心の在り方」を説くテキストというものは、あまり多くは存在しません。「心の在り方」がしっかりしていなければ、正しく「考える」ことはできません。

　カイロプラクティックを学び始めたばかりの方には、「心の在り方」とテクニックの関係がまだよくわからないかもしれませんが、カイロプラクティックを長く一生懸命に学び続けている方には、とてもよくわかることだと思います。ここでは、カイロプラクターとして成長し、自己形成する上で大切な「心の在り方」について述べていきます。まずは、この章をしっかり理解してから先に進んでください。そして、この本を学び終わった後に、必ずまたこの章に戻ってきてください。

1
なぜカイロプラクティックなのか？

　まずは自分自身に、「なぜカイロプラクティックを学びたいのか？」ということを、今一度問いただして確認してみてください。きっと、そこには色々な動機や目的があることでしょう。一言では言い表せない場合もあるでしょう。そして、カイロプラクティックに向き合う温度差も、人それぞれ違いがあります。

　もし、本当に優れたカイロプラクターになりたいというのであれば、最初の動機はどうであれ、これからは本気でカイロプラクティックを極めたいという覚悟を持つことです。カイロプラクティックのテクニックを身につけるということは、それほど簡単なことではありません。結局、技を身につけることができない人もいます。しかし、覚悟を持って一生懸命努力すれば必ず身につくものです。もし、その覚悟があるのなら、この先を読み進んでいく価値があります。覚悟がないのであれば、優れたカイロプラクターになることはとても無理です。

2
技術を学ぶということの厳しさを知る

　世の中には様々な特殊技能があって、どの道もそれぞれに厳しいものです。カイロプラクティックの道も、また然りということです。優秀な方から技術を学ぶ上で、「教えてもらう」という考えもあれば、それだけでは足りずに貪欲に「盗んでいく」という考えがあります。

　客観的に見ても、自分から積極的に匠の技を盗んでいく気持ちがある方が上達するだろうということは明白です。教えてくれるものだけを、ただ受け取っていても十分とは言えません。それが技術を学ぶ上での常識です。その常識さえもないのなら、上達は難しくなります。学ぶということは、相手に与えてもらうばかりではダメです。自分でつかみ取る気持ちが大切です。

　貪欲に盗むような気持ちで積極的に学んでいく人は、上達も早いということです。そして、学んだだけで終わらずに、さらに自分で考えて、研究して、高みを目指していくという心構えが必要です。

3
没頭するということ

何もかも忘れて没頭することができるものというのは、それなりに身につくものです。誰もが、そのような経験があるはずです。特に子供の頃には一心不乱に遊びに没頭して、色々な技能を身につけたはずです。

カイロプラクティックのような特殊な技能を身につけるのであれば、ある時期は、**寝ても覚めてもカイロプラクティック**という感じで没頭するぐらいでないといけません。そんな時は、悩みやフラストレーションも大きくなり、辛い思いもしますが、乗り越えた時は大きく成長するものです。

没頭することもなく、何かの片手間のように簡単に学ぼうとしても、なかなか上達しないのは当然です。それぐらい簡単なら、誰も苦労はしないということです。

4
継続をするということ

何事も一夕一朝では、事を成せないものです。時には成長が止まったり、または逆に後退することもあるものです。そんな時は、不安やフラストレーションに苦しみます。しかし、それは何かを学ぶ上では、当たり前のことで、右肩上がりで成長し続けるものなどありません。色々な挫折や苦労、失敗は想定の範囲内です。そこで、グッと我慢して継続することが大切です。

残酷なようですが、人には才能の違いというものがあります。ある人は教えられればそれ程苦労せずに直ぐできるということはありますし、なかなか上手くできない人もいます。ただ、これだけは言えることは、たくさんの違う才能を持つ者の中でも、諦めずにやり続けることができた者は、必ず**最後に生き残る**ということです。

5
向上心を持ち続けるということ

カイロプラクティックのテクニックを習得する上で、もうここでいいという終わりはありません。いつまでも成長を目指して努力する向上心が必要です。ちょっとぐらい上達したからといって満足したり、慢心したり、驕るようでは、さらなる上達は望めません。向上心が強い者はより上達します。

常に物事に疑問を持ち、「こうしたらどうだろう？」とより良い解決策がないか模索することで、カイロプラクティックに興味を持ち続けることができ、知識や技術の向上につながります。そして、カイロプラクティックがより好きになり楽しくなります。

6
思いを同じくする仲間を持つ

何かを学ぶ上で、その道を歩み続ける上で、仲間の存在というものは本当に大切です。時には師のような存在であり、ライバルであり、悩みを相談できる友です。お互いを支え高め合うことのできる仲間をたくさん持つことができれば、それはかけがえのない財産となります。

世の中には、そんな仲間の存在を敵と見なしてしまう不幸な人もいます。敵ばかりが多い人と

支え合う仲間が多い人と、どちらが長く頑張れるかというということです。答えは明白です。

本気になればなるほど、悩みもたくさん出てきます。自分一人では暗い迷路に迷い込んでしまうような時でも、仲間がそこに道しるべとなるような明かりを灯してくれます。一人では乗り越えることが難しいことさえも、仲間がいれば楽しく、難なく乗り越えられることもあります。

持つべきものは、良い仲間です。まず、自分から仲間を支えられる人間となれるように心がけていれば、自然と良い仲間が集まって来るものです。もし、自分には良い仲間がいないと思うのなら、自分の在り方を改めなければなりません。どんなに経済的に成功しても、良い仲間のいない人生など幸せではありません。自分だけではなく、周りの人々を幸せにできるカイロプラクターであるべきです。

7
バランス感覚を大切にする

何かに没頭して学ぶことは大切だと述べましたが、そんな時でも失ってはいけないものが、バランス感覚です。ともすれば、人は極論や強い偏った考え方に惹かれてしまうものです。特に精神的にバランスを失っている時に、そうなってしまう傾向があります。

カイロプラクティックのテクニックを学んでいる時に、壁にぶつかったり、挫折感を感じたりした時は、心のバランスを崩し易い状態だと言えます。そんな時は、心が頑なになって、物事を正しく吸収する柔軟性も失ってしまうのです。

バランス感覚を正しく保つためにも、多くの仲間を持つことは大切になってきます。一人の師や一つの考え方に**盲目的に師事することは危険**ですので、バランスよく色々な考えを吸収し、自分なりの形を作っていくべきです。

8
頑張ったなら自分を褒めてあげる

人間は弱い部分を持っています。苦難や逆境に折れそうになることは、誰にでもあるものです。そんな時には自信を失い、疑心暗鬼となって迷路に迷い込むものです。挫けそうになった時には、誰でも応援してくれる人が必要なものですが、もっとも身近で確実な応援団は自分自身です。自分が自分を信じてあげられないとは、実に悲しくて危うい状態です。誰の眼も気にする必要はありません。ちょっと依怙贔屓をしても構いません。頑張っている自分は褒めて、自分で応援して、ちょっと調子に乗り過ぎぐらいでないとやっていけません。自分で自分を乗せて**ポジティブな気持ちで練習する**ことは大切です。

9
人のために努力できること

自分のことだけでなく自分の周囲の人々、そしてさらに大きなビジョンで世の中を見渡して成長することができれば、何と素晴らしいことでしょう。自分のためでなく、人のために努力ができるようになれば、人間的にもカイロプラクターとしてもさらに成長できます。そして、今まで見えなかった境地が見えて来るという可能性もあります。いくら素晴らしい知識や技術を持っていても、それを人のために役立てなければ意

味がありません。**「誰がために自分がカイロプラクティックを行うのか」**ということをしっかりと「考える」ことができなければ、せっかくの知識や技術も宝の持ち腐れとなってしまいます。

　人間というものは、自分の大切な誰かのためなら頑張れるものです。苦しむ患者さんを救い、笑顔を取り戻していただくことを想像してみてください。絶望感の中にいる人の人生に、一筋の明かりを与えることができるのです。自分のことしか考えられない人は、実は大変な損をしているのです。人のために頑張ることは、結局は自分自身を強く、優しく、幸せにしてくれます。

　「心の在り方」の大切さをしっかり理解してから次の章に進んでください。

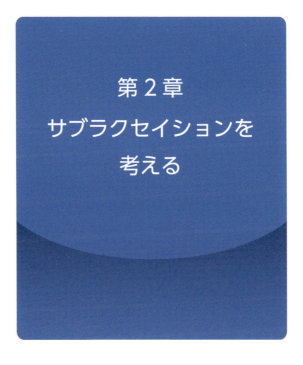

カイロプラクティックは、「サブラクセイションを手でアジャストする」ことを基本とするわけですが、一体、**サブラクセイションとは何でしょうか?** カイロプラクティック業界内でさえ、その定義に意見のまとまりがないサブラクセイションというものが、我々の施術の目的であるのですから困ったものです。このような状況にあるのは、サブラクセイションがなぜ、どのようなメカニズムで身体に悪影響を与えているかを、はっきりと証明することができてないからではないでしょうか。アジャストメントを学ぶ前に、なぜ自分がアジャストメントを患者に対して行うのかを考えなければなりません。それを考えずにアジャストメントを行うのは、倫理的ではありませんし、危険なことです。

100年以上にわたるカイロプラクティックの歴史の中でも、少しずつカイロプラクティックやサブラクセイションの定義が変わってきました。オリジナルの定義を大切にする気持ちもよくわかりますが、時代とともにその定義が少しずつ変化していくのもまた世の中の多くの事象と同じで、実に自然なことです。

与えられたものを大切に守るのもいいですが、現代では100年前ではわからなかった多くの身体に関する事実が明らかになっています。その新たな現代科学や医学の知識をフルに活用して、サブラクセイションとカイロプラクターたちが呼んでいるものは一体何なのかを改めて「考える」べきです。先人たちだって今の科学と医学の先端知識があれば、きっと考えたであろうことです。それを自分自身で「考える」ことを放棄するのは、実にもったいないことです。たとえ最新の知識を元に考察しても、先人たちの言っていることの多くが的を射たものでしょう。

大切なのは自分で「考える」ということをして納得する答えを出していくことです。また、新たな身体に関する事実が明らかになれば、その都度「考える」ことをして、自分なりの答えを出していくべきなのです。

まだまだ、身体に関することで解明されていないことはたくさんあります。今を生きるカイロプラクターの義務は、その時代で与えられた**情報を最大限に活かし、最善の努力をして、「考える」ことなのです。**

1
カイロプラクティックの定義

サブラクセイションというものを考察する前に、「カイロプラクティックとは一体何か?」を考えるべきです。カイロプラクティックの定義を今さら考えることはない、定義は定義だという人もいるでしょう。しかし、先ほど述べたように、全てのカイロプラクターは既存の定義を何の疑問も持たずに受け入れるのではなく、まず自分なりに考えるべきです。正しいか間違っているかを判断するためではなく、よりカイロプラクティックを理解するために、より優れたカイロプラクターになるために必要なプロセスだからです。

ここに四つのカイロプラクティックの定義を書き記します。最初は、カイロプラクティックの発見者であるD.D.パーマーによる定義です。その次に、日本カイロプラクターズ協会(JAC)が公表しているWHOが2005年に示した定義。そして、米国国立衛生研究所(NIH)が示した定義。最後に、岡井D.C.が自分で考えて出した自分のための定義です。

これらの定義を読んで考え、**自分の経験や知識全てを元に自分のために自分の定義**を考えてみることを勧めます。誰の眼も気にすることはありません。その結果、「やはり D.D. パーマーの定義が自分には一番納得がいく」というのであれば、それでいいと思います。大切なことは、自分で考えてみるというそのプロセスなのです。

D.D. パーマーによる定義：

「カイロプラクティックとは、自然の法則に基づくフィロソフィー・サイエンス・アートであり、病気の原因となる脊柱上の分節の不整列を、素手によってのみアジャストするシステムである」 D.D. パーマー（松下順彦 D.C. 訳）

WHO による定義：

「筋骨格系の障害とそれが及ぼす健康全般への影響を診断、治療、予防する専門職であり、関節アジャストメントもしくは脊椎マニピュレーション（アジャストメント）を含む徒手治療を特徴とし、特にサブラクセーション（神経系の働きを妨げ生理学的変化を起こす因子）に注目する」 2005-WHO（日本カイロプラクターズ協会ホームページより）

米国国立衛生研究所（NIH）による定義：

「カイロプラクティックは身体の構造（特に脊椎）と機能に注目した専門医療です。カイロプラクティックの施術法は、施術者によって様々ですが、主に脊椎やその他の身体部位を調整（矯正）することにより、ゆがみの矯正、痛みの軽減、機能改善、身体の自然治癒力を高めることを目的としています」（厚生労働省「統合医療」発信サイトより）

岡井 D.C. による定義：

「自然の法則に基づくフィロソフィー・サイエンス・アートであり、心身の問題の原因となるサブラクセイションを初めとする多様な神経への干渉を、主に手技によるアジャストメントによって排除し、筋骨格の機能回復、脳脊髄液の正常な循環と神経の正常な流れを回復するものである」（2016 Takeshi Okai, D.C.）

2
サブラクセイションの定義

カイロプラクティックの定義を考えたら、次は当然「サブラクセイションの定義」を考えてみるべきです。ここに米国カイロプラクティック協会（ACA）による定義を記してみますので、自分でも定義を考えてみてください。

A subluxation is a complex of functional and/or structural and/or pathological articular changes that compromise neural integrity and may influence organ system function and general health.

「サブラクセイションとは機能的、構造的、または病理的な原因による関節の変位が神経機能を侵害し、内臓系機能や健康全般にも影響を与え得るものである」

ここでも、ACA の定義をただ受け入れるのではなく、その前に自分の知識や経験を元に「サブラクセイションの定義」を自分のために考えてみることです。それは、正しいか間違っているかを議論するためではなく、カイロプラクター各自が自分自身の考えに責任を持って成長

するために行うものです。その考察のために、サブラクセイションについて考えをまとめてみます。

3
サブラクセイションはどうして起こるのか

サブラクセイションの原因は、カイロプラクティックの教科書を見れば、**物理的な原因、精神的な原因、化学的な原因**の三つが記述されています。では、これらの原因によって背骨には、一体どのような状況が起こり、サブラクセイションを発症しているのでしょう。

実際に、背骨の構造には、どのような問題が起こっているかを考えてみることは大切です。まず、考えるべきことは、何が背骨を支えているかということです。背骨のポジションや動きに影響を与える組織を中心に考察してみます。

a. 筋肉

人間に筋肉がなければ、体は重力に負けて立つこともできなくなります。もちろん背骨も、筋肉によって支えられています。背骨を支える筋肉がバランスを崩したり、硬直を起こしたりすれば、背骨のポジションや動きにダイレクトに影響を与えます。

b. 椎間板

椎間板は、上下の椎体をつなぐ線維軟骨で、衝撃を吸収することや椎体間の動きを可能にする役目があります。それに加え、構造的に椎間板の厚みは、椎間孔を形成する一部であり、その空間の維持も大切な役目です。

椎間板は、線維状の軟骨ですが、その中心に髄核が存在し、ベアリングの役目があります。髄核の位置がシフトしてバランスを崩すと、サブラクセイションの原因となる可能性が高くなります。この髄核が大きくバランスを崩して、外に膨れ出た状態がヘルニアですので、髄核の位置とバランスは重要なポイントです。

椎間板が炎症を起こしたり、変性を起こせば、サブラクセイションの原因となります。もちろん、こういった椎間板の問題がサブラクセイションによって起こっているという考え方もできますので、相互に影響を与えていることになります。

c. 椎骨

椎骨自体に変形があったり、ストレスによる椎骨の変性という変形があれば、サブラクセイションの原因となり得ます。

d. 椎間関節

椎間関節は、背骨をつなぐ重要な関節です。その関節は、関節包という敏感な組織で包まれています。この関節包が、何らかのストレスにより炎症を起こしたり、侵害信号の原因となったりします。長期にわたる椎間関節へのストレスは、変性を促進させ、関節の変形へとつながります。このような問題は、サブラクセイションの原因となります。椎間板同様に、これらの問題の原因となるストレスは、サブラクセイションである可能性もあります。

e. 靭帯

脊椎は、様々な靭帯によってつながれ、支えられています。靭帯はストレスやダメー

ジにより、石灰化や硬化することもあります。そうすると、背骨がバランスを崩す原因となったり、関節の動きの制限にもつながります。

ここで挙げたサブラクセイションの構造的原因は、全てサブラクセイションによっても引き起こされるので、そこには相関性があると言えます。

4
サブラクセイションはどのように身体に悪影響があるのか

では、サブラクセイションとは「一体どのような構造的メカニズムで体に悪影響を与えているのでしょう？」体に起こる問題の全ては、サブラクセイションが原因なのでしょうか？ 現代ではそのようことを言っていては、妄信的な信者のようで、世の中では受け入れてもらえません。

サブラクセイションは、色々な体の問題の原因に関与していると言えますが、全てではありません。どうしてサブラクセイションが問題となるのか、やはりそこには科学的、医学的根拠や、少なくとも仮説が存在するべきです。ここで、いくつかの構造的理由を挙げていきます。自分自身でもよく考察し、自分なりに色々な理由を考えてみるべきです。

a. サブラクセイションは神経を圧迫している

これは今まで多くのカイロプラクターが、患者に説明してきたことです。では、どこでどのように神経を圧迫しているのか？ 多くの患者教育のパンフレットのイラストのように、椎骨がズレて椎間孔で神経を挟んだようになっているのか？ そういったことも確かにあります。

またはサブラクセイションによって椎間板がバランスを崩したり、腫れて神経を圧迫しているのかもしれません。関節包が炎症を起こして腫れて、神経を圧迫しているのかもしれません。

ある程度の狭窄がある椎間孔では、関節の動きが悪いために、神経を刺激することが増えるのかもしれません。時には、長期にわたって動きが悪い関節の周囲では、神経の萎縮や癒着が起こるかもしれません。もしかしたら、サブラクセイションが髄膜に影響し、脊髄へも微妙な圧迫があるかもしれません。いろいろなメカニズムで、神経へ影響を与えている可能性があるのです。

Nerve Interference、「神経への干渉」と翻訳されているこの言葉を、カイロプラクターたちは呪文のように唱え信じてきました。そう言うからには、自分なりにどのように「神経の干渉」が起こって、それをどのように、アジャストメントで解決しようとしているのかの理論がなければなりません。それを「考える」だけでも、アジャストメントをする意味が自分の中で大きく変わって来るはずです。

b. サブラクセイションは椎間板の問題の原因となる

サブラクセイションによって椎体間で歪みが出れば、椎間板のバランスが損なわれ、髄核のシフトも起こり易くなります。サブラク

セイションだけで、ヘルニアになることは難しいかもしれませんが、サブラクセイションがある部位に他の負荷がかかると、椎間板を傷める可能性は、より高くなるでしょう。

長年、サブラクセイションが同じ部位にあれば、そこにある椎間板にストレスを与えるので、変性がかなりスピードアップされることになります。ゆえに、変性を起こした椎間板は、長期にわたりそこにサブラクセイションが存在するサインとも言えます。

c. 椎間関節と関節包への影響

背骨は椎間関節でつながり、その関節は関節包という敏感な組織で包まれています。サブラクセイションによって、背骨の関節包が捻れたり、引っ張られたり、圧迫されたりして炎症を起こし、痛みや不快感の原因となり得ます。関節への圧力や摩擦が高まり、ファセット・シンドロームが起こる可能性もあるでしょう。また、関節包へのストレスは、侵害信号を生みます。長期にわたって椎間関節にストレスがかかれば、変性によって関節の変形の原因となります。

d. 椎骨の変形

サブラクセイションによって長期にわたり椎骨にストレスがかかれば、変性によって椎骨は骨棘をはじめとした変形を起こします。

e. 靭帯の硬化や石灰化

背骨は、様々な靭帯によって支えられています。サブラクセイションが、靭帯にもストレスを与え、硬化や石灰化の原因となります。

f. 脳脊髄液の循環

脊柱の中には、脊髄が椎孔を通り、脳から仙骨にかけて走っています。脊髄は髄膜に包まれ、髄膜の中には脊髄を守り、管理する脳脊髄液が循環しています。サブラクセイションによって背骨に動きの悪い部位があればあるほど、背骨の動きは制限され、脳脊髄液の循環が低下することになります。これは、脊髄という中枢神経への悪影響をもたらします。そして、基本的な体調や免疫力、治癒力に影響を与える可能性があります。

g. 筋肉への影響

運動神経を圧迫すれば、筋肉への影響がありますし、サブラクセイションによって動きが極端に悪くなった背骨に付く筋肉は、悪影響を受けます。筋肉の緊張や力が入りにくい、コーディネーションの低下などの問題につながるかもしれません。

5
サブラクセイションをアジャストする効果

どうしてカイロプラクティックが発見されて120年以上もの間世界中で愛されてきたかというと、それは確かな効果があったからです。効果がなければ、誰も見向きもしません。ではどうして効果があるのか、そのメカニズムを理論的に説明できなければなりません。ただこうすれば効くから、効果があるからというだけでは、今の情報社会では通用しないと言っても過言ではありません。全てが理解されているわけではありませんが、かなり多くのメカニズムが説明可能なのです。それを自分なりに「考える」ことが大切なのです。ここでも、いくつかの理由

を挙げてみます。

a. 神経への圧迫が改善される

先に述べたように、サブラクセイションが神経に圧迫を与えているとするのなら、そのサブラクセイションを改善することによって、椎間関節の機能向上とともに椎間孔での「神経への干渉」が軽減され、神経の流れが活性化されることになるのです。頭の頂点からつま先まで、人間は全て神経でコントロールされています。神経への圧迫が改善されれば、痛みの緩和だけでなく、先に述べた神経への圧迫による諸問題が改善されることになります。

b. 関節や体の歪みが改善される

アジャストメントによってサブラクセイションをアジャストする大きな目的の一つが、背骨のズレや歪みを改善し、結果として体全体のバランスも良くなるということです。一箇所のサブラクセイションをアジャストすると、体の他の部分が改善されるのもそのようなメカニズムのためです。

c. 椎間板への圧力が減少する

サブラクセイションがあれば、椎間板のバランスが崩れることが考えられ、動きの悪い関節では椎間板への圧力が増します。サブラクセイションが改善されれば、当然、椎間板への圧力は軽減されると考えられます。

d. 関節の可動性が向上する

サブラクセイションの大きな要素が、関節の動きが悪くなっていることで、これが痛みや不快感をはじめとする、多くの問題の原因となる侵害信号の元ともなります。一つひとつの椎間関節の動きが良くなると、背骨の可動域も広がり、体全体の動きも良くなるでしょう。

e. 脳脊髄液の循環が向上する

脳脊髄液の循環が良くなれば、脊椎などの中枢神経に好影響があります。人体にとって最も大切なものが、中枢神経です。慢性疲労を訴える方の多くが、背骨の動きが悪くなっています。脳脊髄液の循環は、健康にとってとても大切なものなのです。

f. エンドルフィン

アジャストをすれば、エンドルフィンの分泌が盛んになるので、痛みを軽減したり、身体をリラックスさせたりする効果があります。治療後に患者が眠くなるのも、エンドルフィンの効果の一つです。

ここで述べた以外にも、様々な好影響が考えられます。そのメカニズムを自分で「考える」ことはとても大切ですし、興味深いことです。こういった「考える」作業が、アジャストメントに対する情熱につながり、さらに技術の向上へとつながるのです。そして、最終的には自分の治療スタイルを自信を持って確立することにもつながるのです。

誰のためでもない、自分のために考えた「サブラクセイションの定義」を記します。全てのカイロプラクターは、自分のために「サブラクセイションの定義」を考えるべきです。

岡井 D.C. のサブラクセイションの定義：

「サブラクセイションとは、物理的要因、精神

的・感情的要因、化学的要因などが単体、または複合体として直接的あるいは間接的に作用し、骨格組織の整列や機能の正常な状態を違え、その結果として主に神経系統、そして、他の組織へ悪影響をもたらし、様々な種類の不健康をもたらすものである」

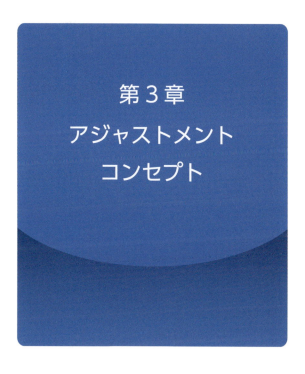

サブラクセイションを考察し、「アジャストメントで、そのサブラクセイションを矯正（correction）する」という時に、何を考え、何を求め、何を起こそうとしているのか、そのコンセプトがなければいけません。アジャストメントを行う上で大きな目標であり、コンセプトとなるのは、「良いアジャストメントをしたい」というものです。では、<u>**良いアジャストメント**</u>とは一体何なのかを、いくつかのトピックを挙げて考えをまとめていきます。

1
ミスアライメントとフィクセイション

サブラクセイションのコンポーネントの中に、骨の不整列、英語で言うところの<u>**ミスアライメント**</u>があります。そしてもう一つ、関節の動きが悪くなっている<u>**フィクセイション**</u>という状態があります。多かれ少なかれ、この二つのコンポーネントがサブラクセイションにはあります。

ミスアライメントは、骨格の構造面の不整列の問題です。例えば、腰椎にミスアライメントがあれば、L5の「PLS」などというように表記したり、同じ状態を「L5の椎体が右に回旋して、右に側屈して、左側にオープンウェッジがある」という言葉で表現したりします。このように、椎骨や骨盤の骨などがあるべき場所とされるところから位置がズレたり、隣接する骨との位置関係が歪んでいることをミスアライメントと言います。

一方、フィクセイションは関節の機能面に注目して、その関節の動きが悪くなっている状態を表現したものです。特に、複数のセグメントが全体的に固まって動いていない時などに使います。ただ、もっと細かい動きの不具合を表現する時もあります。「C2の右への回旋は問題ないが、左に回旋させるとフィクセイションがあって動かない」という場合もあります。

時に、サブラクセイションをアジャストするのに、ミスアライメントとフィクセイションのどちらをより重要視してアジャストするのかという判断が必要なケースがあります。これはまさにケースバイケースで判断していくことになります。サブラクセイションにもミスアライメントが強いが動きには問題ないというものもあれば、ミスアライメントはないけれど動きが極端に悪いというものもあります。

色々な評価や考え方があると思いますが、古くからカイロプラクティック界ではミスアライメントがあっても動きが悪くなければ、それは他のサブラクセイションへの<u>**補償作用**</u>の結果であるので、アジャストしないほうがいいという考えがあります。確かに、それも一理あります。

逆にミスアライメントはなくても、フィクセイションで関節が固まったようになって動きが悪い場合は、関節での侵害信号が強くなり、強い不快感や痛みの原因となったり、周囲の筋肉の緊張の原因となったりします。フィクセイションをアジャストすることは、症状の改善に直結する場合も多いです。

だからといって、ミスアライメントを軽視していいということではありません。ミスアライメントが神経への干渉の原因となっていれば、例え動きがそれほど悪くなくないとしても、やはりアジャストメントが必要な場合はあります。

重要なのは、これからアジャストする目の前のサブラクセイションの特性を考えて判断することです。治療をしながら、その反応を見て考えることもあります。「どのサブラクセイションを、どのようにアジャストするか？」をしっかり考えることが、良いアジャストメントには必要です。

2
効果と快適さの両立

触診やアジャストメントをする手が硬かったり、自信なさげだったり、不確かなものだったり、乱暴であったりしては、患者はリラックスできないし、良いアジャストメントはできません。可能な限り快適で、なおかつ効果的なアジャストメントを目指します。

やさしく、ソフトで自信に満ちた正確なタッチで触診やアジャストメントができるように心がけて練習します。その心がけがある人とそうでない人では、大きな差が出てきます。もし自分がアジャストメントを受けるのならこうして欲しい、と考えればよくわかると思います。

可能な限り軽くて、ブレのない、安心感のある、やさしいソフトなタッチのコンタクトやサポートハンドを目指します。

セットアップやテンションでは、無駄な力を使わず、患者にとってできるだけリラックスできる快適なポジションを求めます。

テンションでは、必要最小限の力でスムーズにアジャストできるように、関節を**「オープンパック・ジョイント」**の状態にします。

スラストは、遊びがなく、キレがあって、素早く、適切な深さと強さのものが良いのです。それは、効果的なアジャストメントには不可欠です。いくら快適でも、効果がなければ、それは良いアジャストメントとは言えません。

このような快適で効果的なアジャストメントを可能にするために、考えて工夫して技を研鑽していくのです。

3
アジャストメントの適切な強さや深さ

誰にとっての「良いアジャストメント」なのかを考えた時、施術者の独りよがりのアジャストメントが、その患者には適していない場合があることも考えなければなりません。例えば「アジャストは強くなければ効かない」という思い込みが強過ぎれば、患者にダメージを与えることになります。

では、具体的に適切なアジャストメントの強さや深さはどのようにして調整すればいいかを考えます。初めてアジャストメントを受ける患者と、何年も定期的にアジャストメントを受けている患者には、当然違ったアプローチをするべきです。体重100キロのアスリートと年配の痩身の女性を同じ強さでアジャストするというのはおかしな話です。それぞれの患者に合わせた適切な強さを考えることは大切です。

カイロプラクターなら、誰しもアジャストメントの強弱の失敗をした経験があるでしょう。経験値は非常に大切です。経験を元に考えて、強弱の調整ができるようにならなければなりません。いたずらに怖がって、十分な強さのアジャスト

ができずに、患者が回復しないのも困ります。

初診の患者には、自分が判断した、その患者にとっての「最適」な強さや深さより、少し軽めのアジャストから始めて、少しずつその患者にとっての本当の「最適」を見つけていくことが無難です。危険な考え方は、1回のアジャストメントで治したいという焦りです。もちろん少ない回数で大きな効果を得ることに越したことはないですが、功を焦るあまりに冷静な判断ができないと危険です。

アメリカの著名なカイロプラクターである**Dr. バージ**は、その著書『**Tortipelvis**』の中でこのように述べています。

"パイオニア Vinton F. Logan, D.C. は言った。**「あなた方、カイロプラクターの90％は、十分な強さでアジャストしていない」**その言葉に私は心から賛同する。"

しっかり、強くアジャストすることで効果が出るのに、技術不足や患者の快適性を過剰に重視し過ぎたり、傷つけることを必要以上に怖れて有効なアジャストメントができていないということです。

危険なことは、Dr. バージの言葉を勘違いして、強ければ強いほど効果があると思ってしまうことです。適正な範囲の中で効果を最大限に出せるように、怖れずしっかりアジャストするべきです。患者の痛みや骨の状態などをしっかり把握した上で、事故のないように質の高いアジャストメントを目指すのです。

4
Line of Drive

Line of Drive（LOD）とは、**スラストする方向**のことです。いくらキレがある良いスラストをしても、LOD が悪ければ良いアジャストはできません。せっかくサブラクセイションを的確に診断しても、それを矯正するために正しい方向へアジャストできなければ、診断どおりの施術ができていないので、残念な結果になります。正確な LOD によるアジャストメントは、快適さと効果の両方にとって必要な大切なものです。

LOD が悪ければ、思うようにアジャストができないばかりか、関節でのストレスが増して痛みを伴います。正確な方向にきれいにスラストすれば、効果的に力が伝わるので、最小限の力でしっかりとアジャストできます。LOD は、まず解剖学をしっかりと頭に入れることも必要ですが、コンタクトハンドで関節の動きを繊細に感じて、LOD の微調整をする触診感覚と技術がとても大切です。

5
オープンパック・ジョイントと
クローズパック・ジョイント

オープンパック・ジョイントとは、関節が開いている状態を意味します。逆に可動域の限界に近づくと、関節は締まって**クローズパック・ジョイント**となります。関節が締まった状態では、関節面で摩擦が増し、その周囲の靭帯や他の組織が締められてストレスがかかってしまいます。そこをアジャストメントで動かそうとすると、上手くいかないばかりか、痛いアジャストメントとなります。セットアップでオープンパック・

ジョイントで上手くテンションを作れば、アジャストメントもより簡単で関節への負担も少なくなります。アジャストメントの上手い下手がわかるポイントです。

6
コミュニケーション

患者とのコミュニケーションは、良いアジャストメントを演出するためにとても大切なことです。患者に安心感を与えて少しでもリラックスしてもらえれば、アジャストメントはスムーズにいきます。患者をリラックスさせる言葉や説明を研究するのもテクニックの一つです。自信に満ちて、優しく、思いやりのある心遣いや言葉が患者に安心感を与えます。

ここに挙げた以外の良いアジャストメントの要素もまだまだあります。自分自身で「良いアジャストメントとは?」を考えて、そのために必要な要素をリストアップして、それを満たせるように努力していくべきです。

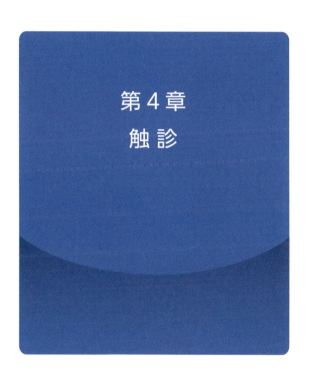

第4章
触 診

触診

触診というものは、アジャストメントの基本となるものです。ゆえに、どのカイロプラクティック学校のテクニックの授業でも、触診を最初に教えてからアジャストメントの指導へと入っていくはずです。

触診力なしには、アジャストメントは考えられません。「アジャストメントは、触診の延長線上にある」ものだからです。アジャストメントが上達すればするほど、その意味がわかるようになるはずです。逆にアジャストメントが上手くいかない人を見ると、触診とアジャストメントがまだ結びついていないのがよくわかります。触診の大切さは、どれだけ強調してもしきれるものではありません。まず、触診が上手くなることが、アジャストメント上達への一番の近道なのです。

特に、アジャストする部位の位置と動きを、「コンタクトハンドによって触診し、感じる能力」は大切です。その触診が自然で無意識な流れのようにスムーズに行えるようになるべきです。

ここでは、通常のカリキュラムで学ぶ触診法を大切にしながらも、それとは少し違うエッセンスを交えて解説していきます。

1
モーション・パルペーションとスタティック・パルペーション

パルペーションには、大きく分けて**モーション・パルペーション**と**スタティック・パルペーション**の2種類があります。文字通りモーション・パルペーションは患者を動かしながら、または、患者に動いてもらいながら触診するものです。

スタティック・パルペーションとは、基本的に患者がほとんど静止した状態で触診するものです。時折、「二つのうち、どちらの方が大切ですか？」という質問を受けますが、これは、どちらの方が大切かという話ではなく、両方とも大切です。

もし、どちらを先に習得するべきかと問われれば、それは、スタティック・パルペーションということになります。なぜなら、静止した状態で触診ができなければ、動かしての触診も当然できないだろうという理由からです。

スタティック・パルペーションでも、動きの悪い関節やサブラクセイションの方向を十分知ることができますし、モーション・パルペーションでスタティック・パルペーションではわからなかった問題を見つける場合だってあります。両方ともできて当たり前ですので、どちらも同じように大切に考えて技術を身に付けます。

実際の臨床では、今からスタティック・パルペーション、ここからはモーション・パルペーションとはっきり分けて行うことは効率的ではありません。スタティック・パルペーションで感じて気になるところを、すかさずモーション・パルペーションで確認していくというように、自由に臨機応変に触診できるようになることが大切です。

臨床では、患者が強い痛みなどの影響で体を自由に動かせない場合もあります。だから、モーション・パルペーションはできないとすぐ諦めるべきかというと、限られた動きの中でも触診することの大切さもあります。まずは基本的な触診技術を磨き、経験を積み重ねながら自分の触診の形にアレンジしていくのです。

2
触診には解剖学とバイオメカニクスの知識が大前提

目的地がはっきりしていなければ、そこにたどり着くことがないように、何を触診しようとしているのかその目的となる部位の正常な位置、形、動きなどをはっきりと知らなければ、話は始まりませんし、触診の能力も磨かれません。

しかし、必ずしも解剖学の知識が正確に頭に入っているものとは限りません。解剖学に自信がなければ、模型や教科書を目の前に置いて触診の練習をするのもいいアイデアです。それによって、逆に解剖学の知識も自然とついてくるはずです。図や模型を見ながら触診の練習をすることは、触診力と解剖学を結び付けて確認作業をしながら同時に学ぶので、とても効果的な方法です。

背骨の模型や図を見ながら「環椎の横突起はこの辺にあるはずだ」というように探しながら触診します。「腰椎の乳頭突起は、模型ではこの位置だから実際の体ではここだ」というように明確に位置を把握することができます。このようにしていけば、迷いなく触診力を高めていくことが可能になります。

もし、その患者のレントゲンを見ながら骨格の触診を重ねていくことができれば、最も触診の技術が上達していくだろうということは容易に想像できるはずです。そこに何があるのか、どのようになっているのかがわかっていて触診すれば、それは確認作業ということで、迷いなく触診の感覚を身に付ける作業となります。図や模型、または、その患者のレントゲンを見ながら触診することは、大変有効な練習法ということです。

図や模型を見ながら確認して触診をする練習をしていないがために、正確な触診の技術がいつまでも身についていないという場合があります。そのような時は、基本に立ち返って、解剖学どおりにそこにあるものを感じているのかを確認することで、触診力やアジャストメントの上達や自信に結びつきます。

関節の形や動きがわからなければ、触診をする時に、どこにコンタクトして、どの方向へ押して関節の機能をチェックするべきかがわかりません。解剖学の知識とともに、どのように関節が動くかの基本的なバイオメカニクスを知っておくことで、その関節の動きが正常か、そうでないかの判断が下せます。これは、どの部位をどの方向へアジャストするかを決定する大切なプロセスです。

3
触診の最初はランドマークを触って感じるだけ

触診には、通常、「押す」「動かす」という動作が入っているものです。これには、施術する側の動作と知覚の二つの神経系統が使用されます。わずかな違いを感知するために知覚神経をより優先し鋭敏にしたい場合には、押す動作をせずに、<u>ただ触れて目的の骨の部位を感じる</u>ことに集中する方が有効です。もちろん、ある程度の圧力は必要ですが、押す力は感じるために必要最小限にとどめる意識で、感知する方に神経を集中します。まず最初は、敏感な指先を使って触れて感じるということから始めます。

触診を学び始める時には、最初はわかり易いランドマークと呼ばれる主要部位から確実に始めていくことです。ここで推奨するのは、サブラクセイションを診断するために必要な触診やアジャストメントのコンタクトポイントに使う部位を、下から上に順番に確認していくことです。まずは、<u>腹臥位</u>で患者を触診することから始めます。

患者を<u>腹臥位</u>で、なるべく快適な状態で施術台にポジショニングして行います。

a. 腸骨のPSIS（後上腸骨棘）

左右のPSISを触診して、その形を感じます。とても大きく目立つ突起で、患者によっては触らなくても見るだけで、その位置がわかります。しかし、PSISの位置を確認するだけでは不十分です。大きな突起ですので、<u>PSISの上端と下端を意識して形どって触診</u>してみます。これが把握できないと、アジャストする時のコンタクトが的確に取れずに、コンタクトハンドがPSISから滑ってズレてしまう原因にもなります。PSISの形をしっかりと意識して触診することは大切です。(図4-1)

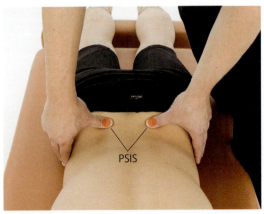

(図4-1) 繊細な指先で大きなPSISを形どるように触診する

b. 腸骨のPIIS（後下腸骨棘）

PSISに比べるとやや小さな突起ですが、仙腸関節の一番下の部分の真後ろに位置します。本書で紹介するAS腸骨のアジャストメントのコンタクトポイントとして使います。小さな突起ですが、大切なのでしっかりと触診をします。まずは、模型でしっかりと位置と形を確認して触診します。(図4-2)(図4-3)

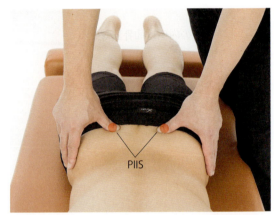

(図4-2) PIISは大きなPSISの下に位置する

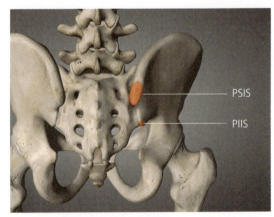

(図4-3) 骨盤を後方から見た図

c. 仙骨

仙骨の全体を形取り、PSISから内側にスライドした位置にある仙骨翼を触診してみます。正中仙骨稜は、仙骨の中心を縦に走る隆起なのでわかり易いです。S2の突起は、左右のPSISの間に位置します。 仙骨底後方変位のア

触診

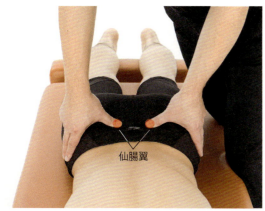

（図4-4）PSISの内側に仙骨翼がある

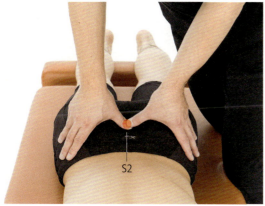

（図4-5）S2は仙骨の中心線上で左右のPSISの間に位置する

ジャストメントのコンタクトポイントとして使われるので、しっかりと確認します。（図4-4）（図4-5）

　仙骨は、第5腰椎と左右の腸骨という三つの大きな骨とつながっています。色々なパターンでサブラクセイションを起こしている可能性があります。仙骨のどの部分が最も後方で、どの部分が前方に感じられるか、傾きや回旋などを感じて仙骨がどのように位置しているかを3Dイメージで形どっていく意識を持って触診します。

　レントゲンを数多く診ると、仙骨は左右対称でないものが珍しくないことがわかります。しかし、触診の練習においては、そこはあまり気にし過ぎず、頭の片隅に置く程度でいいです。

d. 椎骨の棘突起

　L5の棘突起から順番に、C2の棘突起まで順に数えながら上がっていきます。腰椎の下部やC5-C6などは、背骨の前弯によって上下の棘突起同士が接近し過ぎて触診しづらいことがあります。（図4-6）

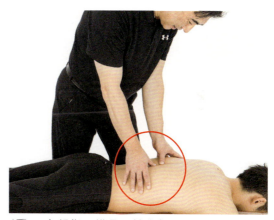

（図4-6）親指で椎骨の棘突起をL5から順番に上がっていく

　最初は、**患者の下腹部にクッションを入れてみたり、患者に顎を軽く引いてもらったり前弯をややフラットにする**ことで、棘突起を触診し易くして感覚をつかんでいくことも必要です。（図4-7）（図4-8）

　棘突起は触診の道しるべともなり、アジャストメントのコンタクトポイントともなるとても大切な部位です。しっかり正確に触診できるようにします。

e. 腰椎の乳頭突起

　腰椎にある乳頭突起は、非常に小さな突起です。医学的にもそれほど重要性を持つとも

25

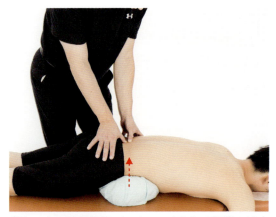

（図4-7）ASISの下にクッションを入れて腰椎の棘突起同士の間隔を広げて触れ易くする

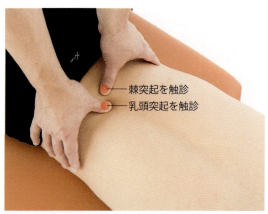

（図4-9）左親指で棘突起を触診しながら、右親指で乳頭突起の位置を確認している

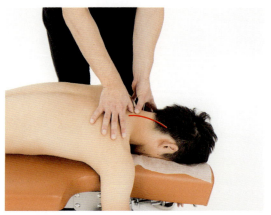

（図4-8）患者に少し顎を引いてもらい、頸椎を軽く屈曲させて棘突起の間隔を開く

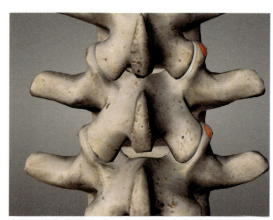

（図4-10）乳頭突起はとても小さく、正確な触診が難しい

思えないこの小さな突起が、なぜカイロプラクティックでは重要視されるかというと、アジャストメントのコンタクトポイントとして使われることがあるからです。

　棘突起と乳頭突起の位置関係を模型を使って、はっきり明確に意識しながら触診の練習をすることを勧めます。**手の指先で乳頭突起を触診します。もし、わかりにくいなら軽く押してみて、もう片方の手の指先で同じ椎骨の棘突起が連動して動いているかを感じます。**（図4-9）（図4-10）

　腰部の起立筋は大きな筋肉ですので、その下にある乳頭突起の触診は難しいです。乳頭突起と一つ上の椎体の下関節突起と識別して触診ができるか模型を参考に練習してみるべきです。もし、それができなければ、アジャストメントの時に乳頭突起に正確にコンタクトしてアジャストすることはできません。

f. 胸椎の横突起

　胸椎の横突起は、アジャストメントの際のコンタクトポイントとして多用される部位なので、とても重要です。模型を見ながら、**胸椎の棘突**

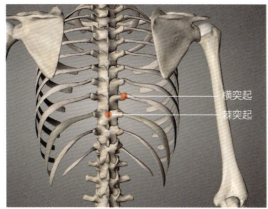

(図4-11) 棘突起と横突起の位置関係と肋骨の角度を確認

起と横突起の位置関係を確認し、触診の練習をします。(図 4-11)

　上部胸椎と下部胸椎では形も違うので、模型を観察して特徴をつかんでから触診をします。棘突起の斜め上方向に横突起は位置しますが、それがどれぐらいの角度かは上部胸椎や下部胸椎、また個人でも差があります。ただし、差があるといっても大きな違いではなく、指幅以内程度の差です。同じ椎骨の棘突起から、スッと横突起に素早く正確に指が伸びるようになることを目指します。片方の手の指先で**横突起を触診**しながら軽く押してみて、もう片方の手の指先で同じ椎骨の棘突起の動きを感じます。(図 4-12)

g. 肋骨

　模型で肋骨の流れる角度よく観察してから触診するとわかり易いです。腹臥位で、**肋骨と肋骨の間の肋間のくぼみを肋骨に沿って指先を滑らせるように触診します**。胸椎の横突起と肋骨の違いを感じます。(図 4-13a,b)

　側弯症の人や左右の起立筋の大きさに差がある人は、胸郭に捻れがあるので特に注意深く触診するようにします。

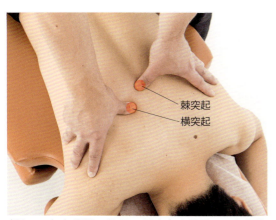

(図4-12) 左親指で胸椎の棘突起を触診し、右親指で右の横突起を触診する

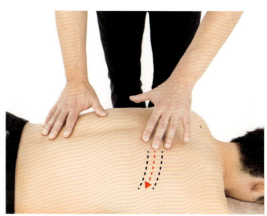

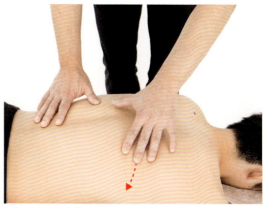

(図4-13a,b) 指を肋間のくぼみに沿わせてスライドさせていくことで肋骨の角度を確認しながら触診する

h. 頸椎椎弓板

椎弓板は、頸椎のアジャストメントにおいて、コンタクトポイントとなる大切な部位です。当然、サブラクセイションをチェックする時にも、この椎弓板にコンタクトしてパルペーションを行います。(図4-14)

人差し指と親指の指先で、棘突起から指を左右の側方に滑らせるようにして関節突起までを指でなぞるように触診します。その間が椎弓となります。椎弓の中でも、若干関節突起に近い部分が椎弓板です。(図4-15)

i. C1 (環椎)

触診で後弓と左右の横突起の先端を感じます。腹臥位や仰臥位では、頭の重さが頸椎にかからない状態なので、C1の横突起が乳様突起の下に隠れにくく触診し易くなります。(図4-16, 図17)

C1の後弓は、患者に少し顎を引いてもらい、後頭骨との間隔を開けることで触診し易くなります。あまり極端に顎を引くと、後頭骨周辺の筋組織が硬く張り過ぎて触診できないので、リラックスして軽く顎を引くぐらいにします。(図4-18)

座位での触診では、通常C1の**横突起は、**

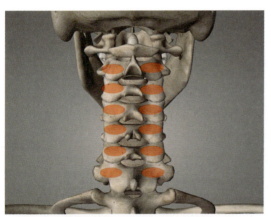

(図4-14) 頸椎の模型を後方から見た図での椎弓板

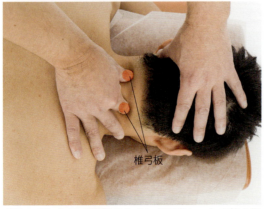

(図4-15) 左手で頭部をやさしく固定し、右の第1指と2指で左右の椎弓板を触診

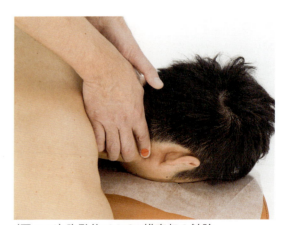

(図4-16) 腹臥位でのC1横突起の触診

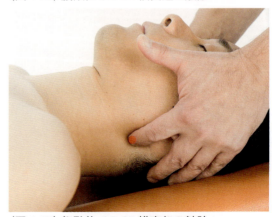

(図4-17) 仰臥位でのC1横突起の触診

触診

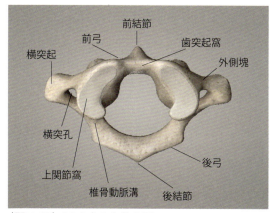

（図4-18）C1を上から見た図

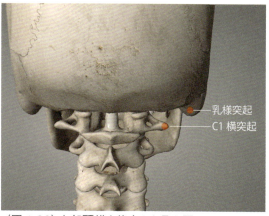

（図4-20）上部頸椎を後方から見た図

乳様突起の先端からわずかに前方下方向に指を滑らせると、そこに感じることができます。乳様突起が大きな患者の場合は横突起の先端が頭の重みで隠れてしまう可能性もあります。間違って横突起より前方に行き過ぎて**茎状突起**を押すと大変痛いです。損傷をする危険もあるので必ずソフトな触診で横突起の位置を的確に触診します。（図4-19）（図4-20）

横突起を触診する時に頭蓋骨を同側に側屈させて傾かせると、横突起は乳様突起の下に隠れてしまいます。逆に反対側に軽く側屈させると触れ易くなります。（図4-21）（図4-22）

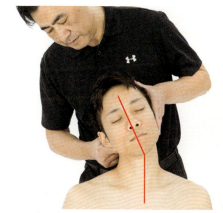

（図4-21）同側に側屈させ過ぎると乳様突起の下にC1の横突起が隠れてしまう可能性がある

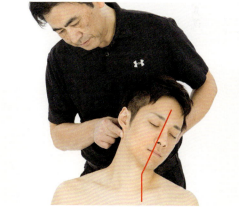

（図4-22）反対側に軽く側屈してC1の横突起を露出させるイメージで触診する

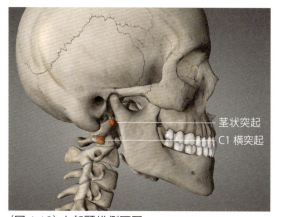

（図4-19）上部頸椎側面図

j. 後頭骨

外後頭隆起（EOP）は、非常にわかり易い隆起です。後頭骨底は下から上方向に後頭骨を持ち上げる際にコンタクトする部分なので、これもわかり易いです。仰臥位で下方から上方に後頭骨を引き上げるようにする時に、指が引っかかる部位です。（図4-23）（図4-24）（図4-25）（図4-26）（図4-27）

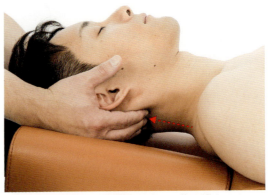

（図4-25）頸椎から後頭骨に向けて指を滑らせる

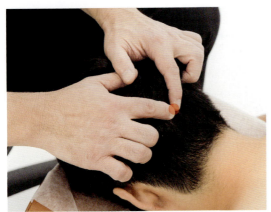

（図4-23）外後頭隆起（EOP）は腹臥位での触診が容易

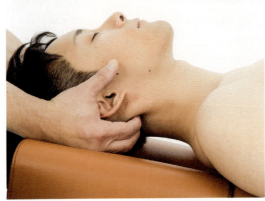

（図4-26）指先がひっかかる部位が後頭骨底

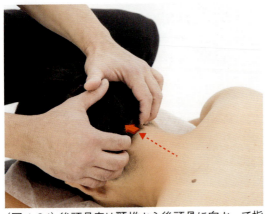

（図4-24）後頭骨底は頸椎から後頭骨に向かって指先を滑らせると引っかかる部位

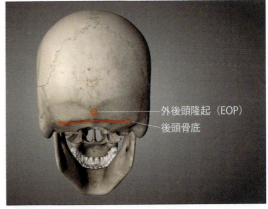

（図4-27）後頭骨

4
視診と触診を組み合わせる

　触診の感覚を磨くためには、眼を閉じて触れて感じる練習をすることも有効かもしれません。しかし、臨床においては、視診の情報を触診に役立てることもまたとても大切です。視診から得られる情報は、広範囲で大変有効です。**視診の情報と触診の情報を総合**し、それを分析して「考える」習慣をつけます。

　骨盤の歪みなどは、目で見てわかることもありますし、まず側弯や筋肉のバランスなどを視診してから触診で確認していく方が、より自然な感じがします。「百聞は一見にしかず」と言いますが、眼で見て確認しながら触診すれば、より自信を持つことができます。触診には、自信が大切です。自信がないと迷いが生じ、容易に感じることができるものさえ感じることができなくなってしまいます。視診を触診に役立てないとは、実にもったいないことです。

a. 立位での視診

　単に姿勢分析というだけでなく、カイロプラクティック的に重要な部位を確認します。重力との関係から、負荷がかかり易くなる部位というものが予想されます。その部位では、サブラクセイションが起こる可能性が高くなります。（図4-28）（図4-29）（図4-30）

　立位は腹臥位に比べて重力がかかるので、筋肉のバランスやクセの影響が強く反映されます。例えば、<u>腹筋に力が入っていない、骨盤を前に押し出すような状態で立っていれば、「スウェイバック姿勢」といって腰椎の前弯がなくなり、後方へ反った腰椎</u>になっていることがわかります。(図4-31)

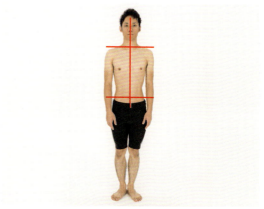
（図4-28）立位での前面からの視診

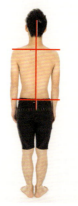
（図4-29）立位での背面からの視診

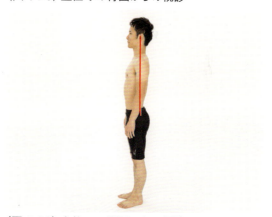
（図4-30）立位での側面からの視診

　そうすると、バランスを取るために、胸椎か頚椎、またはそれら両方で前方へ曲がった状態で立たなければならないはずです。この時に、患者に腹部のコアの筋肉にしっかり力を入れて立ってもらうだけで、問題が随分と改善され

触診

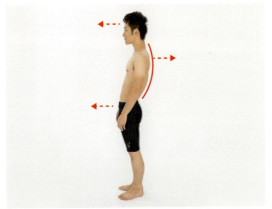

（図4-31）スウェイバック・ポスチャー

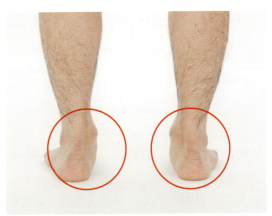

（図4-32）後方からの偏平足、アーチのチェック

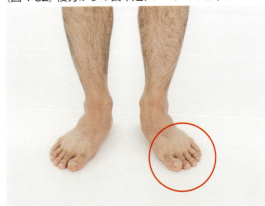

（図4-33）前方からの足のアーチや外反母趾のチェック

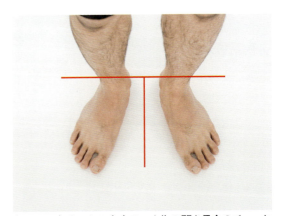

（図4-34）上からの左右のつま先の開き具合のチェック

ることもあります。背骨の歪みが骨格の問題というより、筋肉の使い方や姿勢の問題ということもあります。

　左右の仙骨稜の高さの違いで骨盤の傾きを見るだけでなく、腸骨が後方に変位していないかや、左右の足のつま先の開き具合で左右の腸骨の開きの差をも想像できます。色々な情報や要素を元に、何が問題かを「考える」習慣を作ります。

　ここで勧める方法は、シンプルに足から順にチェックポイントを上に向かって上がっていくものです。スクリーニングといって、気になる部分を見つけ出して情報を集めます。これで結論を出すわけではないので、必要以上に時間をかずに行えるように練習します。

b. 立位での視診によるスクリーニング

　下から上に向かって順番に見ていきます。

①足の扁平

　左右の**アーチの高さ**に違いはないかや、片方の足だけが扁平になっていないかなどをチェックします。扁平になっている方の脚が長く、同側の腸骨が前上方（AS）に変位しているか、反対側の腸骨が後下方（PI）方向に変位している可能性があります。**外反母趾の有無**もチェックします。（図4-32）（図4-33）

②つま先の開き具合

左右の足のポジションを比較して、**つま先がより開いている方が腸骨の外旋（IN リスティング）で、反対側が腸骨の内旋（EX リスティング）となっている可能性があります。**(図 4-34)

③左右の膝の観察

O 脚や X 脚はもちろん、左右の膝の伸展や屈曲の程度や膝蓋骨の位置や向き、膝の内転や外転をチェックします。骨盤や股関節への影響も大きい部位です。ハムストリング、大腿四頭筋や腸脛靭帯（ITB）などの状態もチェックします。(図 4-35)

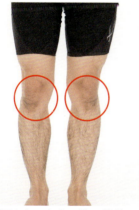

（図 4-35）正面からの左右の膝の視診

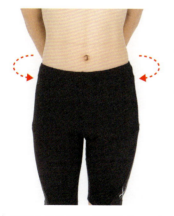

（図 4-36）正面からの骨盤の回旋チェック

④骨盤の回旋

左右の前上腸骨棘（ASIS）を比較し、前方に回旋している方が腸骨の内旋（EX リスティング）で、反対側が外旋（IN リスティング）の可能性があります。(図 4-36)

⑤骨盤の左右の傾き

左右の**腸骨稜の高さの差は、基本的に骨盤の歪みを示唆しています。**片方の足により体重をかけているのは、サイドへの骨盤のシフティングや仙骨の歪みとの関係もあるので、AS 腸骨、PI 腸骨がどちらなのかを一概に判断できるものではありません。(図 4-37)

体重のサイドシフトがあれば、どうしてそれが起こっているかに注目することも大切です。これもまた一つの情報で、結論に直結するものではありません。中殿筋や大腿筋膜張筋（TFL）に注目することも忘れないようにします。

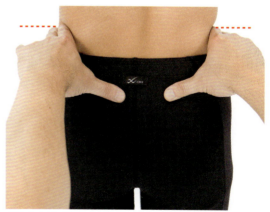

（図 4-37）後方からの左右の腸骨稜の高さの差のチェック

⑥骨盤の下後方へのシフト

お尻が後方へ落ちたような姿勢で立つ方は、腰椎の前弯が減少、または後弯に変わっている可能性もあります。仙骨底が

触診

後方に変位していたり、両方のPSISが後方変位をしたりしている可能性もあります。ハムストリングや大腿四頭筋などの筋肉もチェックします。(図4-38)

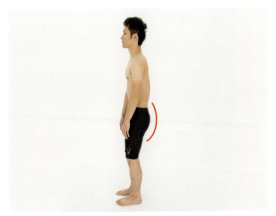

(図4-38) 骨盤が下後方へシフトした姿勢

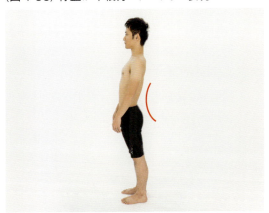

(図4-39) 腰椎の前弯が強く腰が反った姿勢

⑦骨盤の前傾と腰椎の前弯

腰椎の前弯が強くなっていることがあります。場合によってはファセット・シンドロームのように椎骨の関節での炎症の原因ともなり得ます。ただ単に柔軟性がある患者の可能性もあります。多くの場合は、骨盤の前傾も大きくなっています。このような過度の前弯の患者では、アジャストメントが多少難しくなるケースもありますので、頭に入れておくべき情報です。(図4-39)

⑧背骨の側弯や捻れ

側弯のカーブの弧の頂点、つまりカーブの変わり目は、特に負荷がかかる部位なので注目します。バイオメカニクスの理論上、カップリング・モーションといって、頸椎から上部胸椎は、側屈する弧の外側に棘突起が流れる方向で回旋が生じます。逆に下部胸椎から腰椎は、棘突起が弧の内側に向かうように回旋します。側弯の弧の頂点では、回旋も強くかかるということになります。(図4-40)(図4-41)

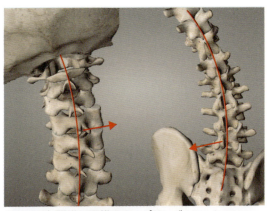

(図4-40) 頸椎と腰椎のカップリング・モーション

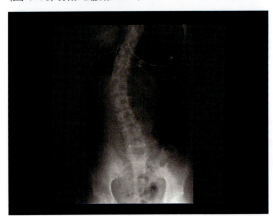

(図4-41) 側弯症のレントゲン写真

⑨肩や肩甲骨の位置

両肩や肩甲骨の高さを比べるだけではなく、肩の前方への丸まりをチェックすること

が大切です。通常は、利き手を生活で多用するので、利き手の肩が反対側に比べてより低くなり、前方に丸まります。丸まった肩を前方から見ると、正中線から肩までの距離が短くなり、鎖骨が反対側に比べて短いように見えます。当然、頸椎の前傾、側屈、側弯などの影響もあります。

よく見られるパターンとしては、**右利きなら通常は右肩が下がり易いので、「立ち直り反射」の影響で、頸椎から胸椎の移行部にかけて右への弧ができるということになります。カップリング・モーションで、上部胸椎の棘突起は頸椎の場合と同様に自然と弧の外側である右側に向かって回旋します。**右肩が前方へ丸まっているので、棘突起の右への回旋はさらに強くなり、頸椎から胸椎の移行部には、捻れが発生する可能性が高まります。(図4-42) (図4-43)

左右の肩の高さの違いは、骨盤のサイドシフトが原因となっていることもあります。骨盤のサイドシフトを調整し、真っ直ぐ立ってもらうと肩の高さが左右揃うこともあるので、骨盤のサイドシフトがある場合は、先にそこに注目します。

⑩顔から首への横への傾きと回旋

証明写真を撮る時に、カメラマンに必ず顔の傾きを指摘される方は、間違いなく首が曲がっています。低い肩の方にそのまま傾いている場合もあれば、両眼を平衡に合わせようとする「立ち直り反射」が働いて、首に側弯が生じることもあります。(図4-44)

例えば、右肩が低い場合に、そのまま低い右肩の方へ頸椎が傾いているケースは、頸椎の下部の左側が弧の外側となり、張力が発生し、頸椎の動きも硬く感じる

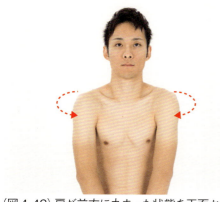

(図4-42) 肩が前方に丸まった状態を正面から

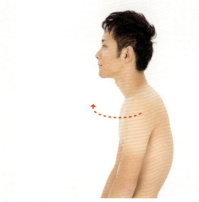

(図4-43) 肩が前方に丸まった状態を側面から

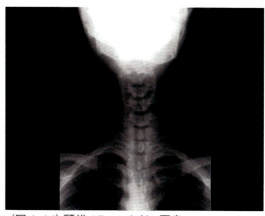

(図4-44) 頸椎APレントゲン写真

ケースが多くなり、左側の下部頸椎でサブラクセイションがみられることが多くなります。

一方、眼を平衡にする「立ち直り反射」のために側弯が生じる場合は、首の右に弧の外側が来るので、首の右側に張りが生まれ、そこの関節の動きが悪くなることが多く、右側の頸椎のC2など比較的上の方でサブラクセイションを見る可能性が高くなります。もちろん例外はつきものです。盲信するのではなく、これも頭に入れておく情報の一つです。

一般的に顔に回旋があるということは、頸椎での捻じれがあるという可能性が高くなります。特に胸鎖乳突筋の左右のバランスは、顔の回旋と傾き両方に影響があるので注目するようにします。斜角筋も胸郭出口症候群などの原因となるので必ずチェックします。

顔の回旋は、左右の視力や、時には聴力に違いがある場合にも見られるので、そのようなケースでは、メガネなどで左右の視力調整をしたり、聴力の検査する必要もあるかもしれません。

⑪ 首の前傾
顔や首を、前方に突き出すようにして前傾していれば、ストレートネック、または頸椎の前弯がリバースカーブになって、軽い後弯になっている可能性があります。(図4-45)（図4-46)

下部頸椎の過度の前傾を相殺するために、顔を上げた過度の前弯（ハイパーロー

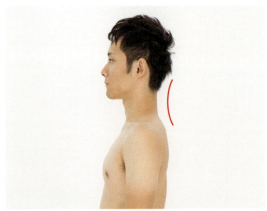
(図4-45) 正しい姿勢の頸椎を側面から

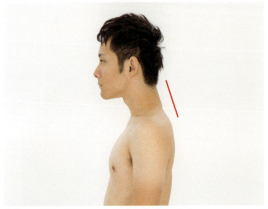
(図4-46) ストレートネックを側面から

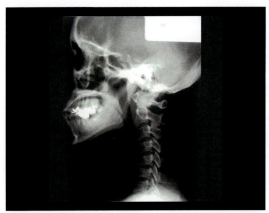
(図4-47) 頸椎リバースカーブのレントゲン（側方ビュー）

ドーシス）のような状態になっている場合もあります。(図4-47)（図4-48)

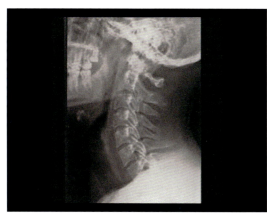

(図4-48) 頸椎のハイパーロードーシスのレントゲン（側方ビュー）

c. 腹臥位で触診の際に視診を利用する場合

患者を腹臥位のポジションで触診することは、カイロプラクティックでは一般的に見られる状況です。この時に、触診と同時に視診でより多くの情報を集めることは自然なことですし、有効な手段と言えます。

腹臥位では、立位と違い重力もかかってないし、テーブルの平坦な面で、ある程度は体の歪みなどが矯正されてしまう可能性もあります。それでも、かなりの量の情報が得られるし、一般的に広く用いられている方法になります。逆に、重力がかからずに腹臥位で体の前面をテーブル面のフラットな位置で整えることによって、より見えてくる情報もあるので有効活用します。

①左右の脚の長さの違いと回内、回外

レッグチェックで左右の脚の長さの違いをチェックするには、色々な方法がありますが、自分が一番納得いく方法で正確にチェックできるように練習することが大切です。(図4-49)

しかし、ここで一つ考えなければならないことは、研究によると脚の長さのチェックは、非常に誤差が多いと報告されていることです。まず、本当に患者は真っ直ぐ正確にテーブルの上に寝ているのかという問題があります。次に、平らなテーブルの上に腹臥位で横たわると、立位で見られた骨盤の捻れなどが、若干なりとも矯正されてしまうのではないかということです。ある患者では、それほど影響がないかもしれませんし、別の患者では、大きな誤差の原因となってしまうかもしれません。骨盤や脚に影響を与える筋肉の一時的なスパズムなども結果を左右します。そして、何よりも施術者の技量や主観などが結果に影響する可能性があります。

とても簡単なショートレッグの判別法があります。もし、「ショートレッグの足の方に体重がかかり易く、足に回外方向への力がかかる」ということを肯定することを前提とすれば、左右を比較して足が回外をしている方が、ショートレッグとなります。そして、左右を比較して回内の方の足をロングレッグと言えます。これは非常に簡単に眼で見ることができます。(図4-50)

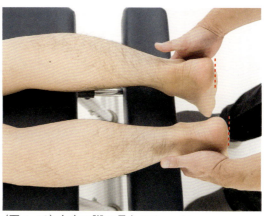

(図4-49) 左右の脚の長さのチェック

触診

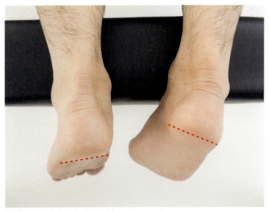

(図4-50) 回内と回外のチェック

　もし、脚の長さのチェック結果と足の回内回外の結果が一致していれば、ほぼ間違いないと言えます。しかし、脚の長さのチェックの結果と足の回内回外のチェックの結果が符合しなければ、どちらが正しいのかを考えなければなりません。どちらの方法が誤差が少ないのかをケースバイケースで考えて、触診の結果と合わせて判断を下すことになります。

②左右の殿部やPSISの高さの違い

　左右の殿部の大殿筋や梨状筋などの筋肉の張りや硬直は、視診で確認できる場合もあります。**PSISの高さを左右で視診によってチェック**すると骨盤を形どってイメージすることに役立ちます。仙骨も場合によっては視診で左右の仙骨翼の高さの差で回旋を判断できることがあります。(図4-51)

③腰椎から腰仙移行部のカーブ

　腰椎から仙骨にかけての移行部で前弯がなくなり、L5が明らかに後方変位を起こしていたり、明らかな炎症による腰椎の後方への盛り上がりを確認できたりすることもあります。(図4-52) (図4-53)

　L5の腰椎分離すべり症などの場合に視診でも何か違和感を覚えるケースもあります。この部位の視診、触診で違和感があ

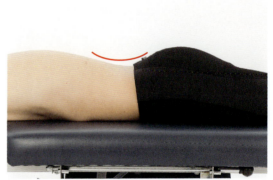

(図4-52) 腰仙移行部のカーブを横から見る

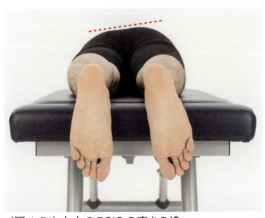

(図4-51) 左右のPSISの高さの違い

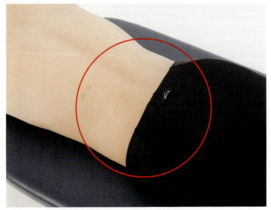

(図4-53) 腰仙移行部全体の視診

る場合は、必ずレントゲンで確認します。仙骨底の後方変位なども視診で確認できることがあります。この移行部での起立筋の硬さは、臨床においては重要な情報です。

④左右の起立筋の違い

　左右の起立筋の大きさのバランスが取れていない方は、意外と多いものです。偏った仕事の体勢や座り方でも変わってきます。左右の筋肉を均等に使わないゴルフやテニスなどのスポーツでも、左右の差が現れ易くなります。また、側弯があると背骨の弧の外側が盛り上がるので、起立筋の違いと混同しないようにします。左右の起立筋のサイズや硬さの違いをチェックすることは重要です。(図4-54)

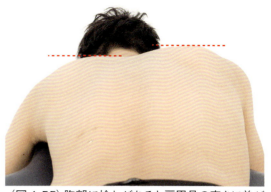
（図4-55）胸郭に捻れがあると肩甲骨の高さに差が出る

ます。側弯症でもそうですし、左右の大胸筋や、女性の場合は乳房の発達に差があるかもしれません。または、肋骨の骨折や肺病、開胸手術、乳がんの手術などの病歴などがあるかもしれません。左右で内臓のサイズに差がある場合もあります。問診も含め、原因を探る必要があります。(図4-55)

⑥左右の肩甲骨の比較

　左右の肩甲骨の位置や後方への張り出しなどを注意して見ます。背骨の側弯や筋肉バランスで、左右の肩甲骨の位置にか

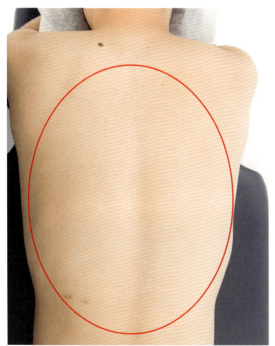
（図4-54）左右の起立筋の違いを比較する

⑤胸郭の捻じれ

　左右の胸郭の高さが違うことがあります。背骨の歪みだけでなく、色々な理由があり

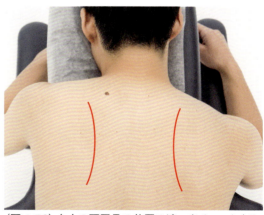
（図4-56）左右の肩甲骨の位置の違いをチェックする

なりの差がある場合もあります。利き腕側の肩甲骨の位置が低くなり、外側に流れるパターンが多くなり、それにつられるように胸椎も利き腕側の肩甲骨に引き寄せられるように曲がっているケースがよく見られます。(図 4-56)

⑦胸椎の後弯

日本人には、胸椎の後弯がなく、フラットな胸椎が多く見られます。このようなケースは、頸椎と腰椎の前弯も当然少なくて、横から見ると全体的にもメリハリのないフラットな背骨となります。(図 4-57)

逆に猫背で後弯が強過ぎる場合は、肩甲骨が両脇に流れて肩が前方に丸まっていたり、胸椎と頸椎や腰椎との移行部で前弯のカーブが強くなりストレスがかかっていたりする可能性があります。

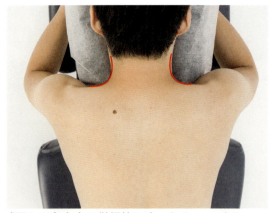

(図 4-58) 左右の僧帽筋の違いをチェックする

負担が多く、その部分での筋肉の硬直なども見られます。左右の首から肩への僧帽筋の大きさや張りの違いも注意して観て、どちらがより盛り上がっているかも確認します。(図 4-58)

⑨左右の頸部の筋肉のバランス

左右の首の筋肉のバランスの違いでは、やはり側弯も疑います。左右の負担に違いのある作業やスポーツによるものかもしれません。(図 4-59)

左右の胸鎖乳突筋と斜角筋は、触診でも必ずチェックします。

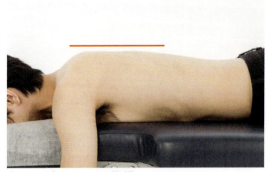

(図 4-57) フラットな胸椎

⑧僧帽筋の張り

僧帽筋のコリが強くて硬くなっているケースは、ストレートネック、またはリバースカーブの可能性があります。姿勢が悪い、首に負担のかかる作業が多いことなども予測されます。後頭骨から上部頸椎の部分に

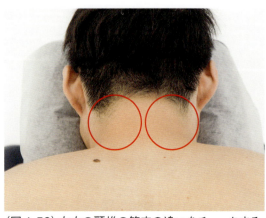

(図 4-59) 左右の頸椎の筋肉の違いをチェックする

5
スタティック・パルペーションのタッチ

　スタティック・パルペーションの練習を行う上で、必ず行って欲しいことは、立位、座位、などの重力がかかった状態と、仰臥位や腹臥位という重力が余りかからない状態で、それぞれ触診することです。それによって、筋肉や骨格にかかる重力の影響の差で、違う感触がすることに気づくはずです。それは時として、ある体位では気づくことができない問題が、別のポジションではわかることがあるという事実を知る一歩となるのです。ポジションによって変化する情報が意味するところを、自分で「考える」プロセスが大切なのです。将来の臨床においても役立つ認識とプロセスを身につけることができます。

　触診は、まずは触れるだけから始めた方がいいと述べましたが、骨格のスタティック・パルペーションは、実際に骨や関節に積極的に圧力をかけることによって、関節の動きの具合や骨の位置の歪みを探るという作業も入ってきます。適切な圧力を使うことで、感じる触診力が上達するものです。同じ骨を様々な圧力で押して試して、反応の違いを感じます。患者によっても、骨の動きを感じ易い「最適な圧力」は違います。こればかりは、試行錯誤を繰り返し、経験を積むしかありませんが、「最適な圧力」という意識を持った人と、そのような意識が欠如した人では、触診力に大きな差が出てきます。

6
スタティック・パルペーションで何を感じ、何を探すのか？

　カイロプラクティックの触診の大きな目的の一つが、サブラクセイションを見つけ、そして、どの**部位**（椎骨）を、どの**方向**に、どれぐらいの**強さ**でアジャストするべきかを判断することです。そこに存在するサブラクセイションを、全てアジャストするわけではありません。見つけた幾つかのサブラクセイションの中から、どれをアジャストするのかを決定する判断力もカイロプラクターの力量の要素になってきます。ここでは、触診によるサブラクセイションの見つけ方と、アジャストする方向である**ライン・オブ・ドライブ（LOD）**の判断方法について解説します。

　重要なランドマークの触診ができて、解剖学とバイオメカニクスの知識も身についたら、骨や関節の動きを感じることを練習しなければなりません。スタティック・パルペーションでは、患者は動かずに静止した状態で施術者が触診していきます。その場合でも、必要に応じて施術者が患者の体を少し動かしながら感じることもありますが、モーション・パルペーションとは違うレベルの動きと言えます。

　スタティック・パルペーションでは、まず**「動きが悪い部位」**や**「歪みがある部位」**をスクリーニングしていきます。スクリーニングとは、目立った問題がないか、ざっと触診でチェックしていくことです。そして、気になる部位を見つけたら、どのようにサブラクセイションを起こしているか診断するために、より細かく触診します。そして、サブラクセイションの状態を見極めたら、どこにコンタクトして、どの方向にアジャストするかという**コンタクトポイントとLOD**を決定します。その意識を持って確認作業をしながら、最終的なアジャストメントのイメージを作っていくことになります。

パルペーションで、アジャストしたい部位を色々な方向に押しながら触診をして、LODを決めてアジャストすることも、「**アジャストメントはパルペーションの延長**」という理由の一つです。

「動きが悪い部位」というのは、関節の動きが悪くて、「かたまった」「ひっかかった」ような状態のことです。歪みを感じる部位は、「位置がズレる」「骨の変形」などの状態の可能性があります。「骨の変形」は、生まれつきのものやケガなどによるものかもしれませんが、一番可能性が高いのが変性による変形で、その場合は慢性的なサブラクセイションが、そこに存在する可能性が高くなります。

このようにサブラクセイションには、大きく分けて**「動き」という機能的な面と、「歪み」という構造的な面**の二つのコンポーネントがありますが、ほとんどの場合は、大なり小なり両方の要素が組み合わさっているものです。構造的なズレや歪みなどの不整列の割合が多いサブラクセイションもあれば、動きが悪いというコンポーネントの割合が多いものもあります。どちらか片方のコンポーネントだけしかないサブラクセイションの方が少ないと言えます。

7
スタティック・パルペーションの手順

実際の臨床では、スタティック・パルペーションとモーション・パルペーションは、ほぼ同時に並行して行っていくわけですが、ここでは教育的プロセスを考慮して、あえて別に解説します。

スタティック・パルペーションの手順も、まさに人それぞれです。ここでも、あまり欲張らずに、シンプルで基本的な手順を解説します。患者には、ガウンなどに着替えてもらい、直接肌に触れて触診することを勧めます。

a. 座位での触診

実際の診療の際の流れというものを考慮して、基本的には、最初に患者を座位で触診します。**上から下に向けて後頭骨から骨盤に向かい触診をしていきます。**まずは、スクリーニングで、ざっと大まかに触診していきます。(図4-60)

頸椎から肩にかけての僧帽筋の張りや胸鎖乳突筋などの筋肉をチェックしてから、背中全体を触診して気になる場所がないかをチェックします。このスクリーニングで気になる場所があれば、そこをもう少し詳しく触診しながら、患者に痛みの有無などを聞きます。

筋肉の触診から始め、そのあと、後頭骨から仙骨に向かって背骨の触診へと移行していきます。側弯などにも注意を払いながら触診します。慣れてくると、流れるように触診ができますが、最初はそうはいきません。ゆっくりと落ち着いて感じる必要があります。自分の感覚を素

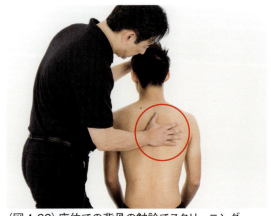

(図4-60) 座位での背骨の触診でスクリーニング

直に信じて**自分の感覚を疑わない**ようにします。細かいリスティングなどは、まだこの時点では気にせず、まずは気になる箇所をスクリーニングで見つけることに集中します。

後頭骨から頸椎は、片手で患者の前頭部をやさしく固定しながら、もう一方の手で筋肉や頸椎の動きや歪みをチェックします。 施術者は、左右の手を入れ替えて、感じ方の違いを確認します。指先の腹で、胸椎から腰椎の棘突起をなぞるように押して触診するだけでも、動きが悪い部位や歪んでいる部位を感じることができるように練習します。(図4-61)(図4-62)

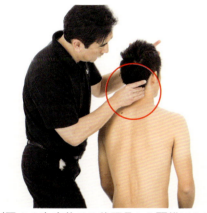

(図4-61) 座位での後頭骨から頸椎にかけての触診でスクリーニング

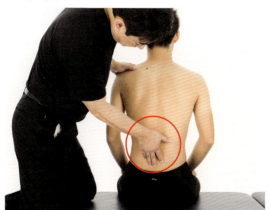

(図4-62) 腰椎を指先でなぞるように触診し、スクリーニングする

b. 腹臥位での触診

このポジションでは、患者の体をコントロールする必要がないので、触診に集中できます。患者がテーブルの上に真っすぐに寝ているかを確認してください。ズボンのポケットに財布や鍵などが入っていないか確認することも大切です。

①骨盤

腹臥位では、骨盤の触診から順番に背骨を上がっていきます。骨格の触診の前に筋肉の触診と背中全体の視診をしたら、左右の腸骨のPSISを、母指球を使って触診し、押すことで仙腸関節の動きをチェックします。この時に、仙腸関節の角度を意識して押すことが大切です。(図4-63)

少しずつ角度を変えながら、感じ方に違いがあるかチェックします。左右どちらのPSISの方が、後方に感じられるか？どちらの仙腸関節の方が動きが悪いか？仙骨の位置や動きはどうか？ 色々な情報を感じながら、視診の情報と照らし合わせていきます。

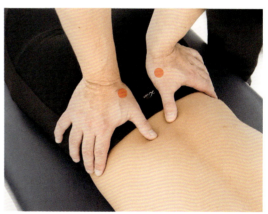

(図4-63) 母指球でPSISを押し、腸骨の動きを触診する

触診

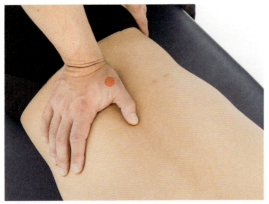

（図4-64）母指球で棘突起を押して椎骨の動きを触診する

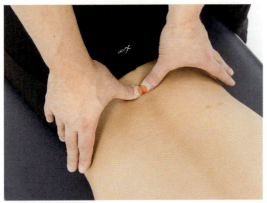

（図4-65）親指でダイレクトに棘突起にコンタクトして押し、動きを感じながら患者に痛みの有無を確認する

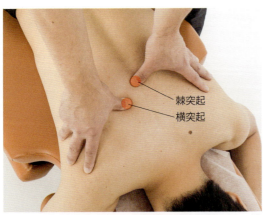

（図4-66）棘突起を押して胸椎の動きを感じる。横突起で回旋の動きもチェックする

適切な力で押し、関節のスプリング感を感じるようにして動きの良し悪しをチェックします。この時に視診と解剖学的知識を使って、その部位の椎間板面を意識しながら、その角度に合わせて押していきます。気になる部位では、親指などで、よりダイレクトに棘突起を押して、スプリング感をチェックしたり、圧迫による痛みの有無を患者に聞くなどして確認していきます。(図4-64)（図4-65)

③胸椎と胸郭

胸椎は、腰椎同様に棘突起を母指球にてチェックしますが、大きくてわかり易い**横突起を押して触診し、回旋の動きもチェック**できます。肋骨頭で、突出したものがないかも確認します。(図4-66)

④頸椎

腹臥位で頸椎を後ろから押す時は、注意が必要です。首が圧力で伸展に入ると、不快感や痛みを感じることがあります。ここでは、**片手で頭をサポートして、左右の椎弓板をもう一方の手の指先で軽い力で押しながら感じる**ようにします。その時に、椎弓や椎弓板を後

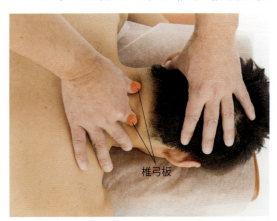

（図4-67）椎弓板を指先でソフトに触診し、動きが悪い部位がないかスクリーニングする

②腰椎

腰椎の棘突起を母指球で触診しながら、

方から前方へ押したり、横に押したりして、角度を変えながら確認していきます。(図4-67)

c. 仰臥位での触診

頸椎や頸椎から胸椎への移行部の触診は、仰臥位で行うと動きを感じ易いです。**椎弓板を指先ですくい上げるようにして、後方から前方（P-A）の動きをチェック**したり、**真横から上関節突起と下関節突起の間の関節部分を押して側屈の動きをチェック**したりします。左右の椎弓板を片方ずつP-Aに押すことで、回旋の動きもチェックできます。(図4-68)(図4-69)

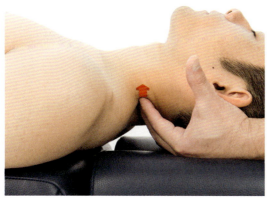

(図4-68) 仰臥位で頸椎から上部胸椎まで椎弓板を押し、伸展の動きを触診する

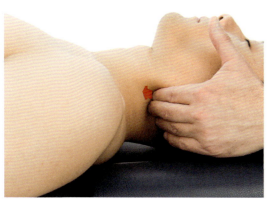

(図4-69) 仰臥位で頸椎の関節突起を側方から押し、側屈の動きを触診する

8
モーション・パルペーションの手順

モーション・パルペーションも、施術者によりそれぞれ手法があります。ここでも、シンプルな方法での触診を解説します。患者の痛みの度合いや可動域によっては、あまりダイナミックに体を動かせないので、わずかなモーションで感じる練習をすることは、より実践的です。時に、施術者が「動かす」という作業の方に神経が行き過ぎて、「感じる」ということに鈍感になってしまっていることがあります。より**「感じる」**ために**「動かす」**のだということを、初めにしっかり認識することが大切です。可動域検査だけではわからない局所的な関節での動きの差を感じることがポイントです。

a. エンドフィール

まず、モーション・パルペーションを始める前に、**「エンドフィール (End Feel)」**というコンセプトについて説明します。**「エンドフィール」**とは、関節を可動域の最後まで持っていき、その関節にさらに軽く圧力をかけた時に感じる**「感触」**です。正常な関節では、「エンドフィール」は軽い**スプリング感**を感じるものですが、他の関節より動きが悪い関節では、「ガチッ」とした**硬い抵抗感**を感じます。どの角度で押した時に、最も抵抗感を感じるかを意識することも大切です。

上達してくると、可動域の最後まで持っていかないスタティックとモーションの中間のような触診で、動きの制限がかかり始めるのを敏感に感じることができるようになります。しかし、まずは基本である可動域の最後での「エンドフィール」を感じるところから始めます。この「エンドフィール」を感じる能力が、触診力の大事

な要素とも言えます。

　サブラクセイションを起こしている部位では、関節包などが炎症を起こしているケースが多いので、「エンドフィール」を感じていると、患者がその部分で痛みを感じることがあります。注意深く押して、痛みの有無を患者に確認することも大切です。

　モーション・パルペーションは、患者の体を動かさなければならないので、寝た状態よりは動かし易い座位や立位で行います。

b. 頸椎のモーション・パルペーション
　頸椎のモーション・パルペーションは、座位で行います。施術者は、患者の背後、または斜め後ろに立って触診を行います。

①伸展
　座位での頸椎のモーション・パルペーションは、**左手で患者の前頭部を支えて、前から後方へしっかりコントロールしながら、頸椎を軽く伸展させるように動かします。**
（図4-70a,b）

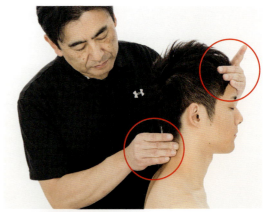

（図4-70a,b）頸椎の伸展：座位で左手で前頭部にコンタクトし、右手で頸椎の椎弓板を押すタイミングに合わせて伸展させることで動きを感じる

②側屈
　同じ体勢で、今度は、**左手で患者の頭をコントロールし、首を左右に側屈させながら、右手で外側から上下の関節突起の間の関節部分を反対側へ向かって横から押し込み、側屈のエンドフィール**をチェックします。（図4-71a,b）

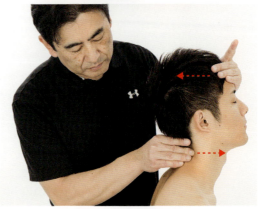

　それにタイミングを合わせるように、右手の親指と人差し指で、左右の椎弓板を後方から前方へ、カウンターモーションのように押して**伸展のエンドフィール**を感じるのです。

　頸椎の前弯と関節面を意識して、微妙に角度を変えながら、関節の動きが悪い部位を探します。

　右手の親指で左横から押し込む時は、左手で患者の首を左に側屈させる動きに合わせます。首を右に側屈させるのに合わせて、人差し指または中指で右横から押し込んで、側屈の動きをチェックして、動きが悪い部位がないかチェックします。

触診

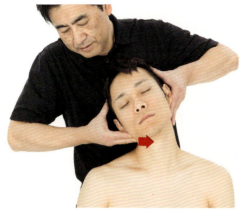

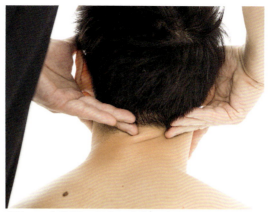

（図4-72）頸椎の回旋：中指で左右の椎弓板にコンタクトし、動きを感じる

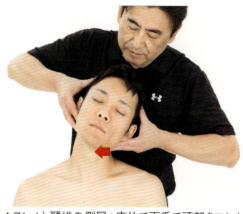

（図4-71a,b）頸椎の側屈：座位で両手で頭部をコントロールし、指先で側方から関節突起を押し込む動きと、頸椎を軽く左右に側屈させる動きのタイミングを合わせることにより、頸椎の動きを触診する

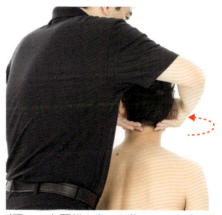

（図4-73）頸椎を左に回旋させて右手中指で右の椎弓板を押し、動きをチェックする

③回旋

　回旋も同じ体勢で患者の後方に立ち、両手の中指で左右の椎弓板にそれぞれにコンタクトし、左右に回旋させて、左右の回旋のエンドフィールの違いをチェックします。やさしく丁寧に行うと関節の動きがよりわかり易くなります。（図4-72）（図4-73）

　アジャストメントの **LODの判断基準** としては、押した時に **動きが最も悪い方向** になります。伸展、側屈、回旋の度合いを判断して決めるのですが、最終的な LOD の微調整は、実際にアジャストする時に、患者にセットアップして、コンタクトを取り、テンションを探しながら、コンタクトハンドでLODを感じて行うことになります。

c. 胸椎のモーション・パルペーション

　胸椎のモーション・パルペーションは、背中という大きな部分を動かすために、患者に能動的に動いてもらい、協力してもらいます。患者が激痛などで動けない場合は、無理なモーション・パルペーションは避けるようにします。

①伸展

　まず、患者に両腕を組んで肩の高さに上げてもらい、それを施術者が手でコントロールします。患者の胸椎の伸展の動きを

47

使って、タイミングを合わせて後方から前方に棘突起を母指球で押して、伸展のエンドフィールを感じながら動きの悪い部位を探していきます。(図4-74)

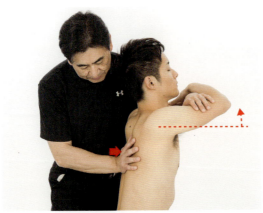

(図4-74) 胸椎の伸展：患者が胸の前で組んだ手を左手で下から支えて持ち上げる。この動きに合わせて右手の母指球で胸椎を押して動きをチェックする

あまりに動きがダイナミックになり過ぎると、感じる能力が低下してしまいます。微妙な差を感じたいのなら、パルペーションの動きも繊細にします。押す角度を変えたり、パルペーションの動きも圧力を変えたりしながら、椎間板面や関節面の角度を意識して触診することが大切です。

② 側屈

胸椎の側屈は、患者に体を動かしてもらいながらの視診も非常にわかり易く、有効です。モーション・パルペーションとしては、患者の肩をレバーとして使い、側屈に動かしながら、親指で同側の棘突起と椎弓のラインを横向きに押して、側屈のエンドフィールを感じます。

胸椎全体の側屈は大きいように思うかもしれませんが、一個一個の関節での側屈の動きは、それほど大きな動きではないので繊細なタッチで感じるようにします。(図4-75a,b)

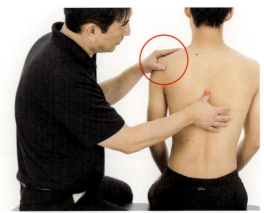

(図4-75a) 胸椎の側屈：右手親指で棘突起の左側面にコンタクトし、患者の左肩をレバーとして使う

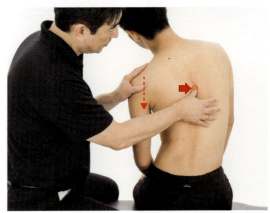

(図4-75b) 左肩を引き下げて胸椎を側屈させ、親指で棘突起を反対側に押し込むようにして動きを感じる

③ 回旋

患者の反対側の腕を、患者の体の前でクロスさせるようにしてつかんでレバーとして使います。その腕を施術者自身の方に引っ張るようにして胸椎を回旋させながら、もう一方の手の親指は、反対側の横突起を後方から前方に押して、より回旋をかけるようにして回旋のエンドフィールを感じます。棘突起を回旋の方向に押し

てエンドフィール感じることもできます。(図4-76a,b)

① 伸展

施術者は、患者の背後に座り、両手の親指で大きな棘突起を押しながら触診します。指で押す力に合わせて、患者におへそを前に突き出すようにして腰椎を伸展方向に動かしてもらいます。(図4-77a,b)

どのような動きなのかを、実際に自分でお手本を患者に見せると、スムーズに行えます。触診している部位の動きを感じたり、伸展したところで圧力をかけて<u>伸展のエンドフィール</u>を感じたりし、痛みの有無の確認もします。

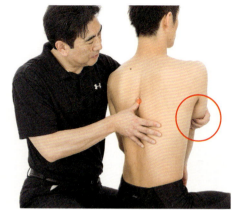

(図4-76a) 胸椎の回旋：左手で患者の右腕をレバーとして使い、上体を回旋させて右手親指で右側の横突起にコンタクトする

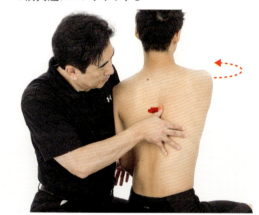

(図4-76b) 胸椎の回旋：患者の右腕を引くようにして胸椎を回旋させる動きに合わせ、右親指で右の横突起を前方に押すようにして動きをチェックする

d. 腰椎のモーション・パルペーション

腰椎の場合は、施術者が患者の体を動かすには負担が大き過ぎて「感じる」ことが難しくなるので、患者にインストラクションを与えて、腰椎をゆっくり動かしてもらいます。その動きに合わせるように、腰椎に圧力をかけて押し、エンドフィールを感じていきます。

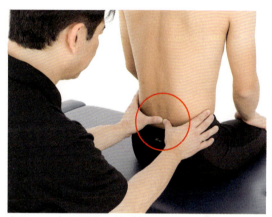

(図4-77a) 両親指で棘突起にコンタクトする

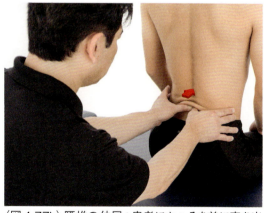

(図4-77b) 腰椎の伸展：患者におへそを前に突き出すようにして腰椎を反らせるように動いてもらい、その動きに合わせて棘突起を前方に押し込み、動きをチェックする

②側屈

側屈も、患者に能動的に動いてもらいながら、肩をレバーとして軽く手助けをしながらコントロールします。同時に、側方から親指で大きな棘突起を反対側に押して、側屈でのエンドフィールを感じていきます。左右から同じように行い、どちらのエンドフィールが硬いかを感じたり、上下の部位との動きの差を比較したりしていきます。(図 4-78a,b)

③回旋

回旋も同様に、患者に能動的に動いてもらいながら、患者が胸の前で組んだ腕をレバーにしてアシストしながら動きをコントロールします。親指で棘突起を反対方向に押して回旋のエンドフィールを感じます。(図 4-79a,b)

腰椎も胸椎同様に、患者に体を動かしてもらいながらの視診による情報もわかり易く、有効な情報収集法です。患者が体を側屈や回旋などに動かす時に、どちらの

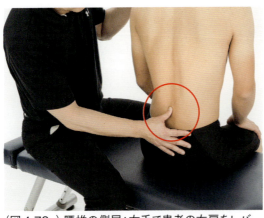

(図 4-78a) 腰椎の側屈：左手で患者の左肩をレバーとして使い、右手で棘突起の左側面にコンタクトする

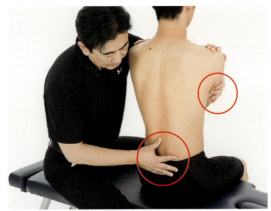

(図 4-79a) 腰椎の回旋：左手で患者の右腕をつかんでレバーとして使い、右手親指で棘突起の左側面にコンタクトする

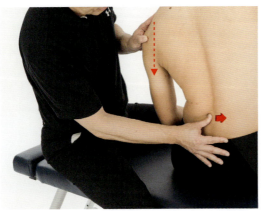

(図 4-78b) 患者の左肩を押し下げながら、右手親指で棘突起を左から右へ押して動きをチェックする

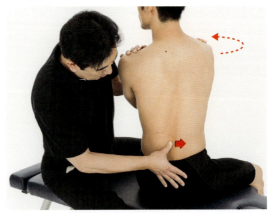

(図 4-79b) 患者の右手を引くようにして上体を回旋させ、同時に右手の親指で棘突起を左から右へ押して動きをチェックする

方向に可動域の制限があるかなどもチェックします。

e. 骨盤のモーション・パルペーション

骨盤のモーション・パルペーションは、座ってもできますが、よりわかり易い立位で行います。基本的な二つのパルペーションを解説します。

① AS 腸骨

患者は、壁やイスなどにつかまってバランスをしっかりと取り、片方ずつ脚を膝が 90 度に曲がるまで上げていきます。その時に、患者の後方に座って、左右のPSIS に親指でコンタクトして動きを感じます。膝を上げた時に、同側の PSIS が、仙骨に対しスムーズに後ろに下りてくるかを感じます。この動きが悪いと **AS 腸骨の可能性**があります。(図 4-80a,b)

② PI 腸骨

次は、脚を片方ずつ後方へ 30 度ほど上げてもらいます。同様に後方から、同側のPSIS の動きを感じます。PSIS が仙骨に対して上に動きにくい時は、**PI 腸骨の可能性**があります。(図 4-81a,b)

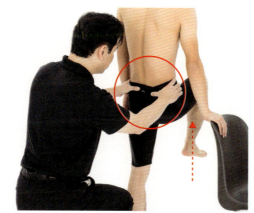

(図 4-80a) 両方の PSIS に親指でコンタクトし、患者に脚を上げてもらい、PSIS の下後方への動きをチェックする

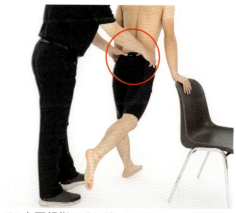

(図 4-81a) 両親指でそれぞれ PSIS にコンタクトし、患者に股関節を伸展してもらい、PSIS の上前方への動きをチェックする

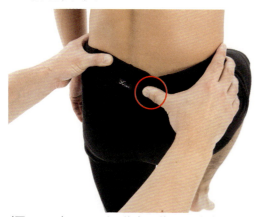

(図 4-80b) PSIS が下後方へ動くかを親指で感じる

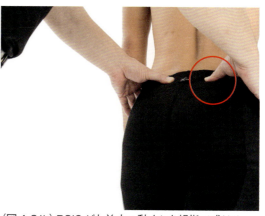

(図 4-81b) PSIS が上前方へ動くかを親指で感じる

いくつかの基本的な触診の解説をしましたが、触診もアジャストメント同様に想像力が大切です。バイオメカニクスと解剖学を理解していれば、自分なりのスタイルの触診を考えていくことが可能です。**こうでなければいけないという固定観念など必要ありません。**色々と自分で考えながら数多く練習していくことが大切です。

第 5 章
頸椎アジャストメント

ここで紹介する頸椎のアジャストメントは、仰臥位でのディバーシファイド・テクニックです。

ディバーシファイドという意味は、「多様性を持った」ということです。要するにアジャストメントというものは、たとえ同じように見えるテクニックでも、**その人の個性**が出るものなので実は多様性があるということです。

ここではテクニックを習得する上で、基本的に知って欲しいポイントを解説します。そこを理解してもらい、それを**ヒント**として、各自が**自分なりに消化**して、**自分の個性を活かして**テクニックを作り上げていくことが大切です。そして、さらにその先には、もっとレベルの高い応用法があるはずです。しかし、まずは基本的なテクニックのコンセプトを理解し、なぜこうすべきかということを常に考えながら、一つひとつの動きの意味をしっかり把握してください。それができれば、必ず上達に結び付くはずです。

1
頸椎を知る

頸椎の解剖学やバイオメカニクスを学び、知ることは、基本的なことです。そして、学んだことを実際に患者の頸椎を触って確認して、初めて本当の意味で知るということができます。

しかし、実はそこはまだスタート地点で、そこから色々な患者を診ることで、サイズや形が異なる首、筋肉や関節の柔軟性の違いや可動域の違いなど、教科書には載っていない様々なバリエーションを知ることになります。頭で理解し、さらに指先でそれを感じることができなければ、頸椎を本当の意味で知っているとは言えません。

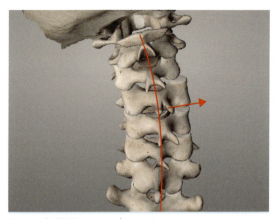

（図5-1）頸椎のカップリング・モーション

棘突起や椎弓の位置や形を知ることは当然ですが、椎間関節面の角度や向き、そして椎間板面の角度との関係を知って、それを実際に触診で活かせるように練習します。

頸椎での**カップリング・モーション****は、大切なバイオメカニクスです。頸椎を側屈させることで、弧の外側に向けて棘突起がわずかに流れるように回旋がかかります。**すなわち側屈の弧の内側では、椎弓板は微妙に後方へ回旋するということです。触診をしたり、サブラクセイション・パターンを理解したり、アジャストメントのセットアップの際にも必要な知識です。（図5-1）

頸椎の前弯のカーブとC2からT1までの椎間板面の基本的な角度を頭に入れておくことも大切です。しかし、現実にはストレートネックやリバースカーブのケースも珍しくないので、そのような状況でも椎間板面の角度を柔軟にイメージできるようになることは、アジャストメントにおいて非常に大切です。（図5-2）

頸椎アジャストメント

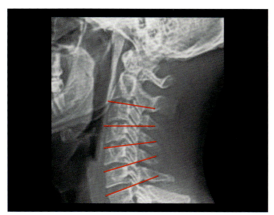

(図5-2) 頸椎の椎間板面

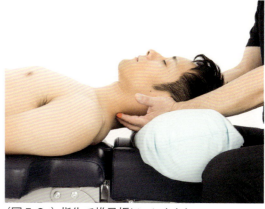

(図5-3a) 指先で椎弓板にコンタクト

2
頸椎の触診法

触診は、アジャストメントにとって大変重要です。それはただ診断という意味だけではなく、アジャストメント・テクニックの上達に直結するからです。アジャストメントの**スラストをする瞬間まで、コンタクトハンドでは継続的に触診をしている**ものなのです。つまり関節の動きを感じながらアジャストしているのです。逆に言えば、それを感じていなければ、いいアジャストをすることは難しくなります。このことを十分認識して欲しいです。

ここでは、今回解説する仰臥位でのアジャストメントが自然に行えるように、仰臥位での触診を説明します。

a. 頸椎の伸展のパルペーション

施術者は、患者の**頭頂側に座って、両手の人差し指か中指の指先を使い、椎弓板から関節突起にコンタクトし、そこを椎間板面を意識して押し上げるようにP-Aに触診**します。動きが悪い箇所がないかチェックして、気になる部位があれば、左右片方ずつ押したり、少し角度

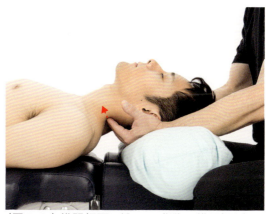

(図5-3b) 椎間板面に沿って、指先で椎弓板を押し上げるように触診

を変えたりして、さらに伸展の動きを探ります。左右両方の関節の伸展の動きが悪い場合と片方だけ悪い場合とがあります。(図5-3a,b)

患者の頭の下にロール枕を置くことで、首が浮いて手を入れるスペースが容易に確保できて、触診が行い易くなります。

b. 頸椎の側屈のパルペーション

頸椎の横突起のわずか後ろが関節突起となり、そこを左右から指先で真横に押し込んで動きをチェックします。頸椎全体を側屈するのではなく、触診のコンタクトをしているその椎骨

55

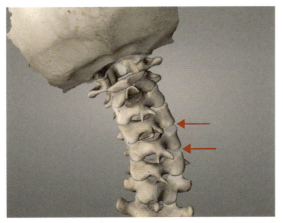

(図5-4) オープンウェッジ

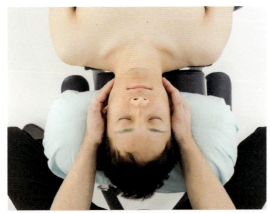

(図5-5a) 頸椎の両側の関節突起に指先でコンタクト

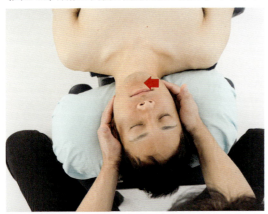

(図5-5b) 指先で側方から真っ直ぐ押し込むようにして側屈の動きを触診する

ウェッジがある可能性が高くなります。(図5-4)
(図5-5a,b)

c. 頸椎の回旋のパルペーション

　頸椎の回旋のパルペーションは、伸展のパルペーションを左右片方ずつ交互に行うことでも可能です。左右一方の椎弓板の部分を P-A に押して動きが悪ければ、そちらのサイドは後方変位を起こしていると考えられます。

　さらに回旋をもっとはっきりとチェックするには、**椎弓板から関節突起にかけての部分に人差し指でコンタクトを取って、実際に回旋をかけて動きをチェック**します。左右の回旋の動きの差や上下の関節と比べて動きが悪くないかを

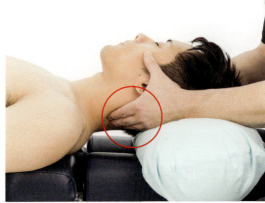

(図5-6a) 人差し指で椎弓板に広くコンタクト

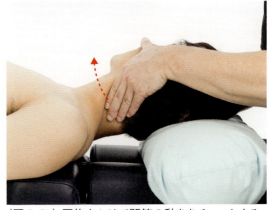

(図5-6b) 回旋をかけて関節の動きをチェックする

の関節突起だけを軽く押して、関節の動きが悪い「オープンウェッジ」を探します。横から押し込んで、動きが感じにくいサイドは、**オープン**

チェックします。（図5-6a,b）

d. アジャストメントする部位の決定

最終的にどの部位をアジャストするのか、そして、どこにコンタクトして、どの方向に、どれぐらいの強さでアジャストするかは、知識や経験を元にした感覚で決定されます。

確かにレントゲンでは、椎骨の位置や歪みを見ることはできますが、どの方向に動きが悪いかやどれぐらい動きが悪いかなど機能面の問題はわかりません。全ての情報を元に最高の触診力で最終的判断を下します。

伸展、側屈、回旋とパルペーションをした後に、**実際にアジャストメントをする体勢に入って椎弓板にコンタクトを取り、C7から順番にC2までアジャストするつもりでパルペーションをしてみます。**（図5-7a,b）

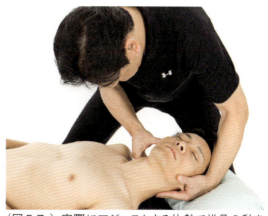

（図5-7a）実際にアジャストする体勢で椎骨の動きを触診していく

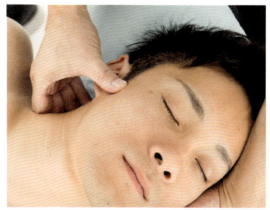

（図5-7b）実際のアジャストの時のようにコンタクトして頸椎の動きを触診する

先ほどの触診で感じた伸展、側屈、回旋の要素を組み合わせながら、実際にアジャストメントの形で触診し、再確認すると、アジャストするべき部位がさらにわかり易く感じられるはずです。そして、どの方向へ押した時に、最も動きが制限されているかも感じることができます。

アジャストメントのセットアップが上達すればするほど、わずかな動きとわずかな力で、それを感じることができるようになります。そうなれば、アジャストメントの技術はかなり上達している証拠です。何度も述べますが、**「アジャストメントは、パルペーションの延長なのです」**。

3
頸椎の患者のポジショニング

ここで解説するアジャストメントは、仰臥位で行います。**患者にテーブルの上に真っすぐに寝てもらいます。**（図5-8）

頭の下にロール枕を置くことで、患者はリラックスし易くなります。施術者も患者の頭の重みを手で支える必要がないので無駄に力を使う必要がなく、手や腕をリラックスさせることができます。これはとても重要なことで施術者の手に力が入ると、どうしても患者も緊張します。患者の**首の筋肉の緊張**が、アジャストメントに

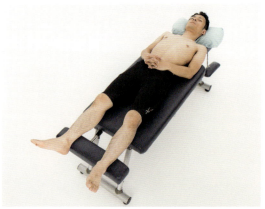

（図5-8）患者のポジショニングはリラックスできることがポイント

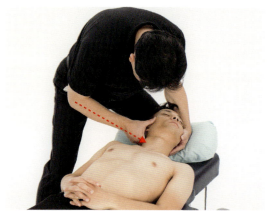

（図5-9）自分が一番リラックスして前腕をLODに重ねられるポジションと構えを追求する

とっての**最も大きな障壁**となるのです。

4
頸椎の施術者のポジションと構え「自分の形」

施術者のポジションは、アジャストする部位とLODで決まります。**施術者は自分の肘から先の前腕部が、LODと重なるようにポジションを取ります。**その時に、自分が最も効率的に、正確にスラストできる体勢を考えて構えなければなりません。この構えが決まらなければ、最適なポジションは決められません。施術者の体格やクセなどで、ベストな構えは人によって微妙に違う可能性があります。(図5-9)

この自分にとって最も自然で効率的にスラストできる構えを、**「自分の形」**と呼んでいます。この形を見つけるいい方法があります。

a. スタンス

写真のようにイスに座った状態で自然にリラックスして、アジャストする時に自分にとって最も快適な幅にスタンスを広げます。

b. 手首の角度

自分が、最もリラックスできる状態で、手の親指の爪を上に向けて腿の上に置きます。(図5-10a) **手も脱力します。その手の形が、そのままコンタクトハンドの形になります。**(図5-10b) **手首の角度は、ニュートラルかほんの少し伸展になるようにして、絶対屈曲させないようにします。**(図5-10c)

c. 肘の位置

肘の位置は、大切なポイントです。自然に重力で上腕を垂らし、肘がほぼ体の真横に来るようにします。ここでも個性はありますが、肘が

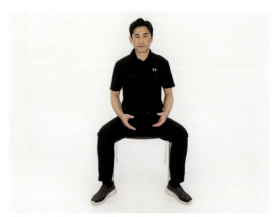

（図5-10a）自分の形。正面から見た快適なスタンス

頸椎アジャストメント

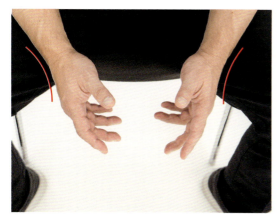
（図5-10b）自分の形。手と手首の伸展のアップ

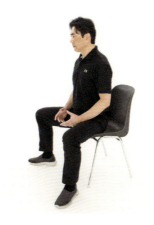

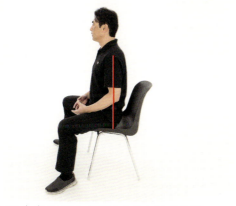
（図5-10c）自分の形。側面から見た肘の位置

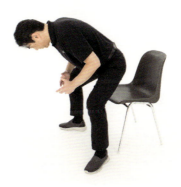
（図5-11a,b）自分の形からそのまま腰を上げ、上体を前傾させて構える

体の側面より前にあり過ぎれば、そこには有効なスラストを繰り出す腕の振りのためのスペースが十分にないことがわかるはずです。

一方、肘が体の真横辺りにあれば、実際に構えた時には上体が軽く前傾する分、**上腕と肘は適度に前に流れて**脇をリラックスさせ、スムーズにスラストすることができます。肘が後方に行き過ぎてしまうと、スラストのスピードが出ません。

d. 腰を上げて前傾

　そのままの形で腰を上げて前傾すれば、それでもう頸椎のアジャストメントの形になっています。（図5-11a,b）

e. 両腕が90度

　両腕の前腕部を、スラストハンドとサポートハンドが約90度となることをイメージして構えます。（図5-12）

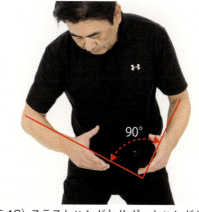
（図5-12）スラストハンドとサポートハンドが約90度の関係となる

59

このように、快適にリラックスした状態でも個人差があります。スタンス幅や腰の高さ、前傾の角度や前腕部の角度などが微妙に違ったりするのです。その人にとって自然で効率的に体を使うことのできる「自分の形」があります。基本形となる「自分の形」を見つけることが上達への早道です。

その形を素直に活かして、コンタクトポイントを自分の **胸の正面** に持ってきて、前腕部がLODと重なるようになる位置に自分をポジショニングするのです。

基本形となる「自分の形」を利用して、それを微調整して色々な状況に対応します。テーブルの高さや患者の大きさ、LODによって自分の体勢の高さも調節する必要がありますが、スタンスの幅や膝の曲げ具合も大切です。

もし、うまくスラストできないとか、力が入りにくいとか、しっくり来ないという時は、「自分の形」や自分の立ち位置をこのように **「考える」** ことが必要かもしれません。

大した確信や考えもないのに、自分の立つ位置や構えに疑問も持たず、変えようともしないのはおかしなことです。もっと、自分の体をうまく効果的に使える立ち位置や角度はないかなと考えて、試して、工夫することが大切です。

5
頸椎のコンタクトポイント

コンタクトポイントは、患者側のコンタクトポイント、すなわち椎骨のどの部分にコンタクトするかというものと、施術者のコンタクトハンドのどの部分でコンタクトするかという二つのコンタクトポイントがあります。コンタクトでは、この二つのポイントが重なることになります。

コンタクトハンドは、ソフトでやさしくしっかりとして、ズレない事が重要です。手に力が入ると、患者に緊張感が伝わるだけでなく、コンタクトも滑り易くなります。

ここで学んで欲しい基本的なテクニックは、**頸椎の椎弓板から関節突起にかけてコンタクトする方法です。**(図 5-13a)

技術が上達するにつれて色々なコンタクトの応用が可能になりますが、まずは椎弓板から関節突起にかけてやや広くコンタクトしてのアジャストメントが確実にできるようになるべきです。椎弓板から関節突起に、**人差し指の指先のひらの部分**でコンタクトします。ここは肉のパッドがあるので、患者にとっては快適なコンタクトとなります。

実際にアジャストする時は、テンションを取るために手をわずかに回内させるので**コンタクトポイントは、指先のひらの中心からやや外側、つまり親指側の方**にわずかにズレることになります。(図 5-13b)

手の回内が強過ぎると、指の側面がコンタクトポイントになってしまいます。ここには指の筋肉がなく、指をしっかり支えられないので、指の関節に負担をかけて傷める原因となるので注意します。さらに、硬いコンタクト、または、爪が患者に当たる原因ともなるので、あくまでも手の回内はわずかなものです。

頸椎アジャストメント

6
頸椎のコンタクトハンド

コンタクトハンドは、リラックスして柔らかく使うことを心がけます。指先のコンタクトポイントで、常に椎骨の動きを感じるようにします。**手は自然な柔らかな丸みを帯びた形にします。手が**<u>一番脱力した形が、一番自然にリラックス</u>できます。（図5-14）

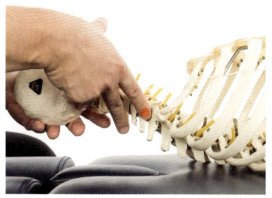

（図5-13a）椎弓板から関節突起へ広くコンタクト

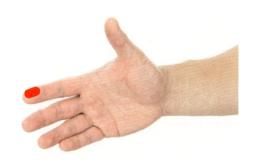

（図5-13b）指先のコンタクトポイント

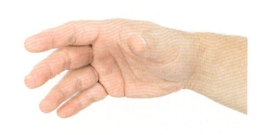

（図5-14）コンタクトハンドはリラックスさせる

　指先でのコンタクトポイントを小さくすれば、より明確なイメージでアジャストできるかもしれません。しかし、コンタクトの接点の面積が小さければ、大きな接点に比べて患者にとっては不快感が増すことがあります。

　接点が小さいと必要以上にコンタクトポイントに力が入ったり、ズレたりし易いので、人差し指の第1関節から指先の部分を使って、椎弓板から関節突起にかけての広い部分にコンタクトすることから始めることを勧めます。

　人間の指はリラックスしている時には、**自然と軽く屈曲**しています。リラックスした柔らかなコンタクトハンドに、スラストの瞬間にキュッと必要な分だけ力が入るようにしなければなりません。**指の屈筋**は、非常に強い筋肉ですので、この筋肉を利用することで力強いスラストを可能にし、指を護ることにもなります。

　コンタクトしている指が、この自然に脱力した**ニュートラルな屈曲の位置から、少しでも伸展していると、すでに指の伸展筋に力が入ってしまっている**ことになります。それは屈筋に力が入りにくい状態です。指が真っ直ぐに伸びてしまえば、スラストの際にさらに伸展方向に指がしなって反ってしまい、力が伝わりにくくなって

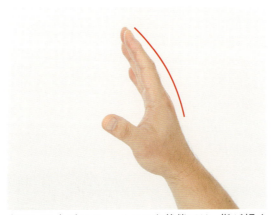

（図5-15a）手はニュートラルな状態では、指が軽く屈曲している

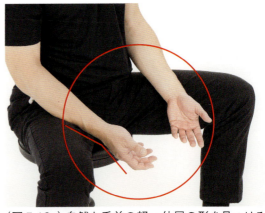

（図5-16a）自然な手首の軽い伸展の形を見つける方法

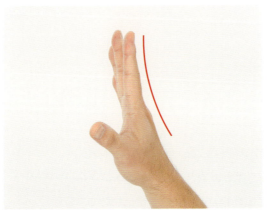

（図5-15b）指が少しでも伸展状態になれば手には力が入る

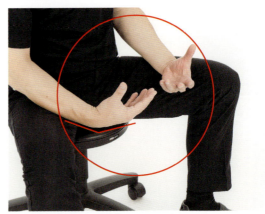

（図5-16b）手首が屈曲した悪い例

しまう可能性があります。そのためにも、指を自然な少し屈曲の状態にしておくことが望ましいです。(図5-15a,b)

コンタクトハンドの手首の角度は、軽い伸展が理想的です。どれぐらいが適正かわからないという場合は、手のひらを上にして腿の上に手首を置いて手をだらんと垂らした時の手首の形が自然の状態です。手の重さでわずかに手首が伸展するはずです。もちろん関節の柔軟性には、個人差があるので当てはまらない人もいますが参考にしてください。(図5-16a)

コンタクトハンドの**手首が屈曲していてはスラストが上手くいかないので、そのような悪癖**がつかないように注意します。(図5-16b)

7
頸椎のサポートハンド

サポートハンドは、頸椎のアジャストメントにおいて、とても重要な役割を果たしています。スラストに対して患者の首や頭が安定していないと、アジャストメントが上手くいかないばかりか、患者に痛みを与えてしまいます。逆にサポートハンドが強過ぎて、スラストの際に、患者の首を自分の方に引っ張り動かすような悪癖がついてしまうのも危険です。(図5-17a,b,c)

頸椎アジャストメント

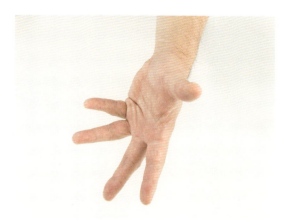

（図5-17a）左手のサポートハンドの形

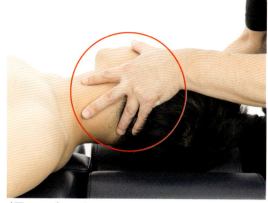

（図5-17c）サポートハンドの形を別の角度で

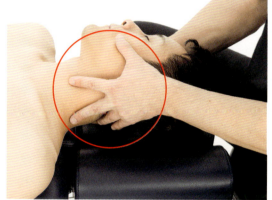

（図5-17b）実際に患者をサポートした手の形と指の位置

ここでは、基本的なサポートハンドの取り方を、左手を例にしてサポートハンドの位置や指や手の部位の使い方を解説します。左手でサポートハンドを取る時は、患者の首はニュートラルか少しだけ右に屈曲と回旋をさせて首の左側を開くようにします。

サポートハンドの位置が悪いと、患者に不快感を与えて体の緊張の原因にもなります。施術者の手のサイズや患者の頭の大きさによって工夫を必要とすることもあります。患者にとって快適で、そして施術者にとって患者の頭と首を確実にコントロールできるサポートハンドの取り方を考えることで、**自分に合った一番いい方法**を見つけることができます。

a. 親指の母指球

親指の母指球で、耳の前の頬骨弓に柔らかくしっかりコンタクトして頭を支えます。ここが、一番のポイントとなります。(図5-18)

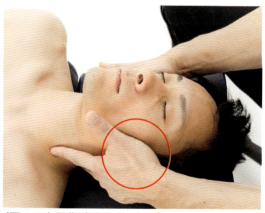

（図5-18）母指球のサポートの位置

サポートハンドの取り方で多くみられる問題は、施術者が緊張してしまい、サポートハンドが強くなり過ぎることです。このような状態では、患者はリラックスできません。**やさしく包み込む**ようにサポートハンドを使います。

親指は、そのまま自然に軽く頬に触れるか浮かせるぐらいで、**頬を強く押したり、目じりを引っ張ったりしないようにします。**(図5-19)

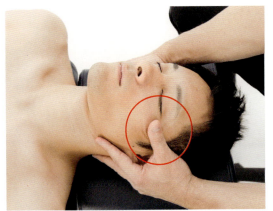

(図5-19) 親指で目じりを引っ張る悪い例

b. 手のひら

手のひらに丸みを持たせて耳をカップし、耳の穴をふさがないように、**手のひらが耳の穴から少し浮いた状態にします。**(図5-20)

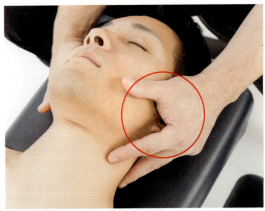

(図5-20) 手のひらで耳をふさがないようにカップする

c. 人差し指と中指

人差し指と中指で胸鎖乳突筋を挟むようにして、やさしく首を支えます。この人差し指の位置がサポートハンドの安定に非常に有効なのですが、圧力が強いと、患者には不快感を与える場所なので、十分に気を付けます。(図5-21)

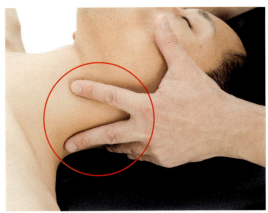

(図5-21) 人差し指と中指でやさしくしっかり胸鎖乳突筋を挟むように支える

d. 薬指と小指

薬指と小指は、後頭骨底を支えます。特に、薬指でしっかりと支えるようにすると安定性が増します。(図5-22)

e. 手のベース

手のひらのベースは、結果として自然と耳の上の側頭部を支えることになります。患者の頭の位置をコントロールする時に安定感を生みます。

このようにして、患者の頭と首を自由に快適にコントロールできるように練習します。それによって、スラストの方向に合わせたサポートハン

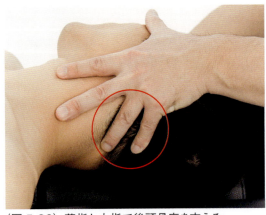

(図5-22) 薬指と小指で後頭骨底を支える

頸椎アジャストメント

ドの使い方を調整できるようになります。スラストの力で、首や頭が余計に動かないように、やさしくもしっかりとサポートします。

　後でテンションを取る時に、サポートハンドであるかないかわからないほどのわずかな牽引をかけるので、しっかりとしたサポートハンドは快適でキレのあるアジャストメントには不可欠です。

8
頸椎のコンタクトの取り方

　コンタクトの取り方は、アジャストメントの上達にとっては、大きなポイントの一つです。それを知らないと、上達の妨げにならないとも限

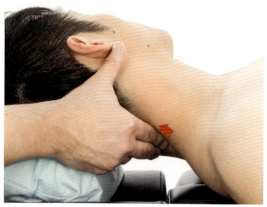

（図5-24）指先で軽く皮膚を引き上げるようにコンタクトを取る

りません。アジャストする椎骨と基本的なLODを決めたら、サポートハンドを取り、アジャストする部位にコンタクトを取ります。(図5-23a,b)

　椎弓板から関節突起にかけてコンタクトを取る時に、下方から**指先のひらで首を軽く舐めあげるように**取ります。例えば、C5の椎弓板にコンタクトを取ることを仮定して説明すると、一つ下のC6ぐらいから、指先のひらで首の皮膚を軽く引き上げるようにしてC5にコンタクトします。(図5-24)

　上から見ると、施術者の手が患者の頸椎に対して斜めになるように手を使います。(図5-25a,b)

　下方から皮膚のゆるみを取り、「コンタクトが滑らないようにする」という目的はよく知られているかもしれませんが、もっと大切な目的は、C5をC6からわずかに引き離し孤立化することです。これを「アイソレーション」と言います。(図5-26)

　椎間関節がコンタクトの圧力で、ギュッと押さえ付けられるように締まってしまうと「クローズ

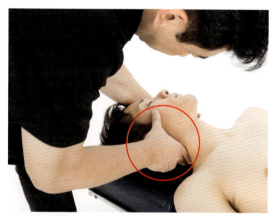

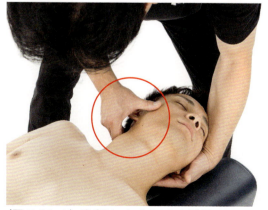

（図5-23a,b）患者にコンタクトした様子

65

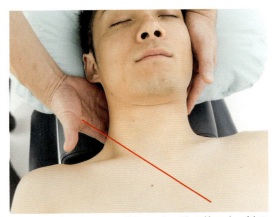

（図5-25a）コンタクトを取る時の手の使い方、斜めの角度

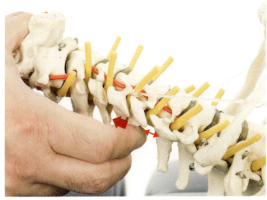

（図5-26）指先でコンタクをわずかに引き上げるようにして関節を開いてアイソレーションを行う

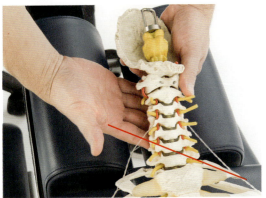

（図5-25b）コンタクトを取る時の手の使い方（模型）

1ミリ以下の関節面の開きでも、アジャストメントの成否やクオリティーに差が出ます。

パック」気味の状態になり、アジャストしにくくなります。少しでも椎間関節が開いている**「オープンパック」**の状態であれば、関節面での抵抗が少なくなって、アジャストメントがし易くなります。この関節をわずかに開くイメージを大切にして、コンタクトを取る練習をします。

皮膚のゆるみを取るように引き上げるように下からコンタクトを取った<u>指先を軽く屈曲させる動</u>きとわずかに<u>手を回内</u>させて巻き上げるようなテコの作用で、さらにC5をC6から<u>「引き離し」</u>アイソレーションを行います。(図5-27a,b)

そして、ごくわずかにコンタクトハンドで牽引をかけます。実際は眼に見えないようなわずか

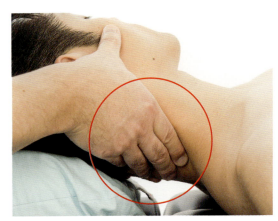

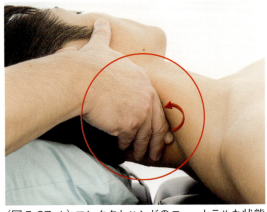

（図5-27a,b）コンタクトハンドのニュートラルな状態から回内を取る連続写真

コンタクトハンドの形は、先に述べたように、指が軽く屈曲して丸みを帯びて、指の屈筋が使い易いようにしておきます。結果として<u>ラットホールという空間</u>が、人差し指から親指にかけての曲線のカーブと患者の首の間にできます。(図5-28)

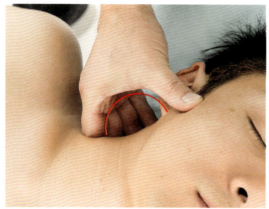

(図5-28) ラットホール

9
頸椎のテンションとLODの微調整

テンションという言葉が感覚で理解できていなければ、まだアジャストメントができるようになっていないことになります。アジャストメントは、このテンションを取ることで上手くいくからです。

テンションとは、「これであと一押しすれば骨が動くな」という、<u>関節での物理的な緊張感</u>です。何度もアジャストメントを受けたことがある方は、わかると思いますが、「あと一押しされれば動くな」という感じを経験したことがあると思います。施術者が熟練だったり、部位によっては、それを感じる間もなくアジャストメントが終わっていることもありますが、アジャストメントを受けることに慣れた人なら、このテンションの感覚が身を持ってわかるはずです。

頸椎のアジャストメントにおいてのテンションの取り方のポイントとしては、コンタクトポイントでの<u>「引き離し」</u>によるアイソレーションと、コンタクトポイントでの<u>「支点作り」</u>、そしてLODに向かって圧力をかけていき<u>「遊びを取り去る」</u>という3つのポイントがあります。実際は、この三つの動きは、ほぼ同時に行われます。上達すると、テンションを取る動き自体が、スラストの一部のように流れるような一連の動きとなってきますが、まずは焦らずに一つひとつのステップを理解して、確実にできるようになることが大切です。

a. 引き離し

「引き離し」によるアイソレーションは、コンタクトの取り方のところでも述べましたが、<u>下から上に向けてコンタクトを取る</u>ことと<u>指先をわずかに屈曲</u>させながら<u>手を少し回内する</u>ことによって行います。手の<u>回内とわずかな牽引</u>をかけることは、<u>巻き上げるようなテコの作用</u>となり、椎骨がコンタクトハンドの上に乗ってきて、「引き離し」ができるのです。(図5-29a,b)

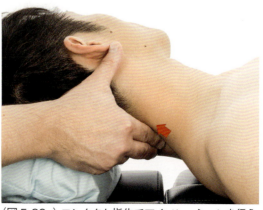

(図5-29a) コンタクト指先でアイソレーションを行う

頸椎アジャストメント

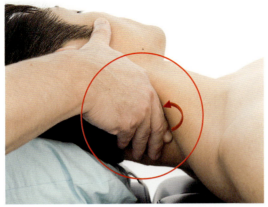

（図5-29b）コンタクトポイントで回内を取る

本当にあるかないかの**椎間関節面での小さな隙間の空間であるオープンパックを作るイメージ**を持ちます。この時にサポートハンドでも、ほんのわずかな牽引をかけることで引き離しを確実にします。

b. 支点作り

引き離すと同時に、そのコンタクトポイントの**指先を支点**にして、患者の首を側屈、回旋させてテンションを取ります。同時に、<u>コンタクトポイントでLODの方に軽く押し込むように支点を作るのです。指先に椎弓板が乗ってくるようなイメージです。</u>（図5-30a,b）

「**押し込む**」という言葉は、誤解を生むかもしれません。実際は、支点となるコンタクトハンドが、側屈、回旋を取る時に、側屈の動きとともに流されないように、**支点の位置をキープし固定する**ために必要な力です。首の側屈、回旋は、必要最低限で取ります。

側屈、回旋をどこまでも、どこまでも取っていく感じで、テンションがいつまでも感じられていないのは問題です。これは、コンタクトポイントでの支点作り方が、上手くできていないのが原因です。

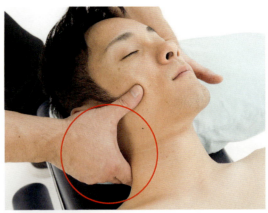
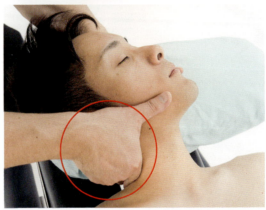

（図5-30a,b）ニュートラルな状態から手を回内させ、コンタクトポイントを支点に側屈と回旋を取ってテンションを作る連続写真

コンタクトハンドの位置を固定し、そのコンタクトポイントの上に患者の首を持ってくるイメージを持ち、支点をきっちりキープし、首の側屈とともにコンタクトハンドが流されないようにします。

c. 遊びを取り去る

遊びとは、皮膚や筋肉などの「**軟組織での遊び**」と「**椎間関節でのたわみ**」の二つがあります。この二つの遊びを、最低限度の圧力で取ってしまうことが大切です。

LODに向かってコンタクトハンドでわずかに圧力をかけて、遊びがなくなって、動く準備ができた関節での物理的緊張感を感じます。遊びを取り

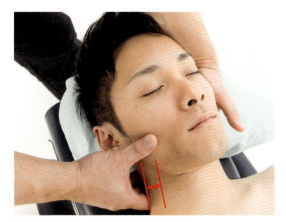
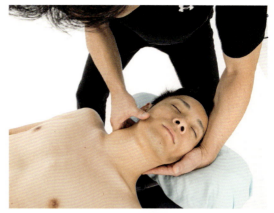

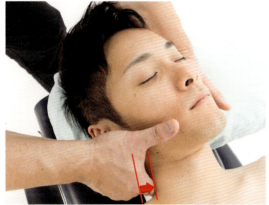
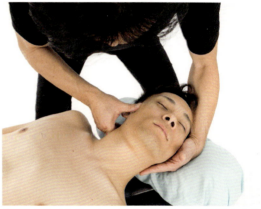

（図5-31a,b）コンタクトポイントで軟組織の遊びを取る連続写真

（図5-32a,b）色々とコンタクトハンドで角度を変えながら触診し、LODを確認する

去る力が強過ぎると、せっかく開いているオープンパックの関節を閉じて、クローズパックにしてしまうので、必要最低限の圧力を意識します。(図5-31a,b)

d. LODの微調整

実際にテンションを取る時、指先では触診を継続しています。微妙にLODの角度を変えながら、最も抵抗感を感じる角度に微調整し、最終的LODを決定します。(図5-32a,b)

大切な注意点は、テンションを取る時に**力み過ぎない**ようにすることです。押す力が強過ぎれば患者の体に力が入るし、関節が締められて動きにくくなり、施術者の腕にも力が入るのでスピードが鈍ります。アジャストメントにとって何

もいいことはありません。軽い圧力で遊びを上手く取ることを意識して練習します。

テンションの段階で、すでに患者の首に力が入ってしまい、リラックスできていなければ、リラックスできるように考えなければなりません。患者がアジャストメントを怖がっているのか？体に無意識に力が入ってしまうのか？ 何か体に力を入れさせている原因が施術者にあるのか？患者に自分の息がかかったり、サポートハンドの位置が悪くて不快感を与えたりしていないかを確認します。

患者がリラックスできなければ、どんなに素晴らしいスラストをしても、いい結果にはなりません。

10
頸椎のスラストとサポートハンドの使い方

テンションを取って患者がリラックスしていることを確認したら、慌てず速やかにスラストを行います。ここでもたもたしていると、施術者にも患者にも、力が入ってしまいます。テンションを感じたら、素直にそのままスラストに入れるようにリラックスしていることが必要です。

あまり細かいことを考えていると、自分の体が固まって動かなくなります。しかし、無意識に体が動くようになるためには、スラストの動きをしっかり体に覚えさせなければなりません。そのためには、スラストの動きを「分解」してしっかり理解してから、徹底的に練習してマスターすることです。

a. スラストの基本動作

スラストは、大きく分けると**大胸筋で肩から腕を動かす**こと、**肘を伸ばす動き**、そして、手首から先を**回内させながら跳ね上げる手首の動き**の三つの動きの組み合わせと言います。

①大胸筋で肩から腕を動かす

「自分の形」で、**脇をゆったりとリラックスさせて開けた状態から大胸筋をキュッと収縮させ、脇を斜め前方、「自分の形」で前腕部の向いた方向（LOD）に向かって締めていくように肩から腕を動かします。**自分の肩の動きに意識を持っていき、大きな筋肉群を使うことで軌道にブレがないようにします。(図5-33a,b)

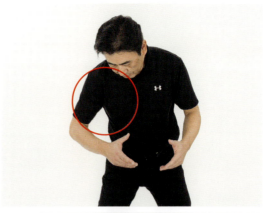

（図5-33a,b）大胸筋を使って脇を斜め前に締めるように前腕をLODに向けて動かす

②肘を伸ばす動き

肘を伸ばす動きは、小さな動きですが、**前腕部がLODに沿って直線的に伸びて動いていく**ことや、スピードを加速させるためには、とても大事な役割をしています。（図5-34a,b）

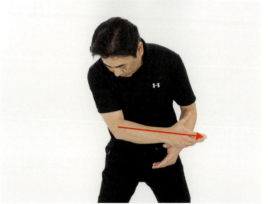

③手首から先の回内と跳ね上げの動き

頸椎のアジャストメントでは、色々な手の動かし方が可能なのですが、最初は欲張らずに基本である「手を回内にわずかに動かしながら手を跳ね上げるスラスト」を習得します。

頸椎アジャストメント

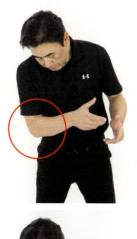

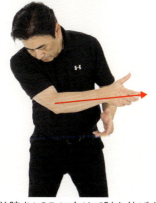

（図 5-34a,b）前腕を LOD に向けて肘を伸ばす

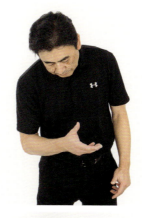

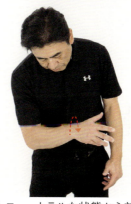

（図 5-35a,b）ニュートラルな状態から前腕を回内させる動き

b. 手首の使い方のイメージ

　手首の回内といっても、実際は肘から動いています。手首に意識を持っていった方が切れのいいスラストができます。小さくてキレのいい回内の動きをイメージします。肘に意識を持っていくと、軌道が安定します。スピードと切れに問題がある時は、手首により意識を持っていき、LOD の軌道がぶれて安定しない時は、肘に意識を持っていき練習します。自然と手首が回内に動くように、何度も何度も繰り返して体に覚えさせます。(図 5-35a,b)

　それに、指先を跳ね上げる動きを加えます。この動きが、コンタクトポイントでの椎間関節の「引き離し」によるアイソレーションで作ったオープンパックを保ったままアジャストすることを可能にします。指先を跳ね上げる動きも手首から動かすので、回内と跳ね上げを合わせた手首の動きをゆっくり丁寧に練習して、徐々にスピードをつけていきます。(図 5-36a,b) (図 5-37a,b)

c.「自分の形」でリラックス

　スラストを自然に繰り出すためには、先に述べた「自分の形」で構えることが大切です。それは、その人が一番リラックスして自然に構えることができる形です。脇をかた固く締めたり肩が上がっていては、リラックスできてるとは言えません。(図 5-38a,b)

　「自分の形」を作る時に、自分の肘の位置が

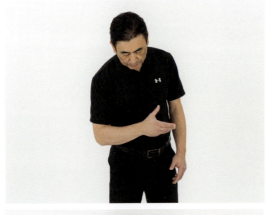

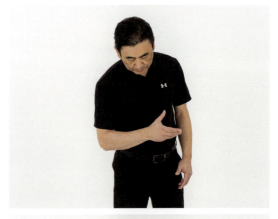

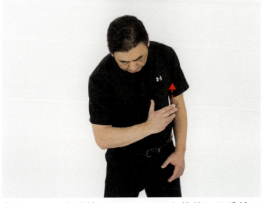

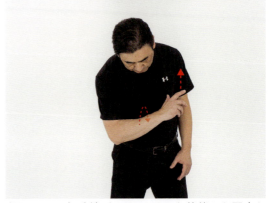

（図5-36a,b）手首がニュートラルな状態から手首で指先の跳ね上げの動き

（図5-37a,b）手首がニュートラルな状態から回内と跳ね上げを同時に組み合わせる

体側面のライン、つまり真横近辺に位置することが大切です。肘が最初から体の前に出過ぎていると、突く動きをするスペースがないので体が動かなくなってしまいます。また、脇を締める動きを利用しにくくもなります。肘があまりに後ろ過ぎてもスピードが鈍ります。

d. スラストの瞬間までリラックスのための練習

コンタクトハンドもスラストの瞬間までは、柔らかくフニャフニャになっているイメージがいいです。そのリラックスした状態から、「ピュッ」とスラストの瞬間に大胸筋、三頭筋、円回内筋、指の屈筋を使って素早いスラストをするわけですが、いちいち筋肉など意識していたら体が動

きません。

まずは、体にスラストの動きをゆっくりのスピードで覚えさせていきます。考えなくても体が自然に動いてスラストできるまで覚えこませます。この練習をしっかりしなければ、いつまでも上達しません。

e. サポートハンドの練習

スラストの練習の時に、必ずサポートハンドも一緒にイメージしながら練習します。サポートハンドで、ほんのわずかに牽引をかけながらもスラストによって首にかかる力をしっかり受け止めて、患者の首や頭が暴れないようにするには、**どの方向に、どのタイミングで力をかけて受け**

頸椎アジャストメント

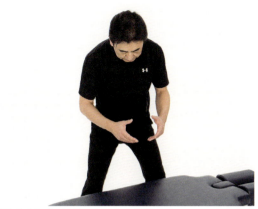

（図 5-38a）リラックスした構え

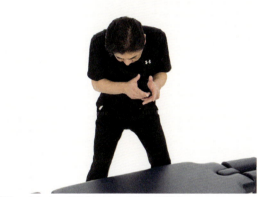

（図 5-38b）肩が上がって力んだ構え

止めればいいかを考えることでイメージができ上がります。

f. スラストのイメージ

スラストの「**腕の突き**」のような動きは、リラックスした「自分の形」の**前腕の角度（LOD）と同じ方向に真っ直ぐ突くようにスラストします**。個人によって微妙な角度の差があるとしても、通常は体の前を斜めに横切るようにスラストすることになります。（図5-39a,b）

脇はゆったりとリラックスさせておいて、スラストの時にLODに向けて**斜め前方に脇を締めていく動き**でスピードを出します。その時に、**自然に腕が回内の動きをしてボクシングで言う**

コークスクリュー・パンチのような理論でスラストできれば力の伝導効率が高くなり、アイソレーションもキープできます。（図 5-40a,b）

g. スラストの注意点
①手首の折れ曲がり

まず、**スラストに関して注意して欲しいことは、スラストの時に手首が「グニャッ」と屈曲**してしまい、LODも崩れて手にも力が入らないという問題です。**最初から手首は若干伸展にしておくことが大切です。**前腕部がLOD方向に真っ直ぐ動かないと手首が折れてしまうので、そこを十分注意します。（図 5-41a,b）

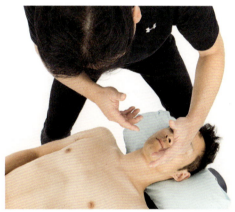

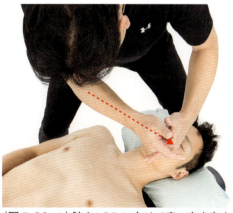

（図5-39a,b）腕をLODに向けて真っ直ぐ突くエアースラストの動きの連続写真

頸椎アジャストメント

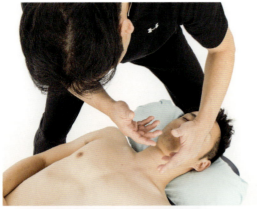

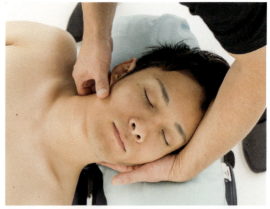

（図5-41a）手首が軽い伸展で真っ直ぐな状態

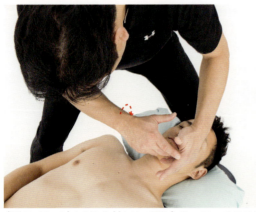

（図5-40a,b）LODを軸にして回内のエアースラストの連続写真

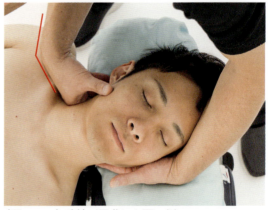

（図5-41b）手首が屈曲した悪い例

②鈍いスラスト

　スラストのスピードと深さは、経験から感覚を養う以外はありません。最初は、スピードが遅くてキレのない重く鈍いスラストになりがちです。キレがあって素早く適切な深さのスラストをイメージして目指すことが大切です。そのためには、やはりリラックスすることです。

③サポートハンドでの引っ張り

　サポートハンドは、スラストにタイミングと方向を合わせて患者の首や頭が暴れないように、快適さと安定をイメージして必要最低限の力を入れて固定します。間違ってもサポートハンドに力を入れ過ぎたり、サポートハンドでスラストするように患者の頭を手前に引っ張るようなことがないように注意します。

④スラストのリコイル

　スラストの最後は、リバウンドせずに一瞬でいいので、その場でホールドするように静止します。スラストして、直ぐに手を引いてリバウンドさせてしまうようなリコイルする動きは絶対に避けます。

⑤正中線の意識がない

　よくある問題で、一つ忘れてはならない大切なことは、スラストの前にサポートハンドで、<u>患者の頭や首が必ず患者の体の正中線より施術者の方に引き付けられいるか</u>と

頸椎アジャストメント

いうことです。逆に、正中線より反対側にあるとアジャストメントは、まず上手くいきません。(図 5-42a,b)

11
頸椎のセットアップとアジャストメントの流れ

ここでいうセットアップとは、**患者に対してコンタクトを取り、実際にアジャストメントをする形に構えることを意味**します。アジャストする部位に自分の胸の正面でコンタクトを軽く取り、予想する LOD に合わせて「自分の形」で最適なポジションを取り、サポートハンドで患者の首と頭をサポートして構えます。そして、テンションを取ってスラストするまでの流れをまとめてみます。(図 5-43)

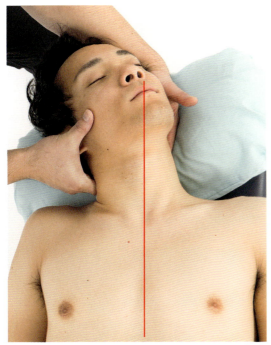

(図 5-42a) 正中線より自分の方へ患者の首と頭を引き寄せる

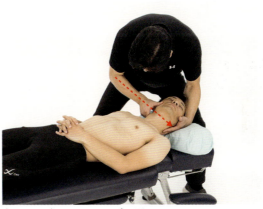

(図 5-43) セットアップの形

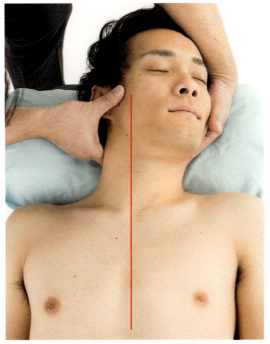

(図 5-42b) 首と頭が正中線の反対側に行っている悪い例

a. 患者をポジショニングする

患者がロール枕を使って、快適に真っ直ぐテーブルの上にポジションされ、リラックスできているかを確認します。(図 5-44)

b. 施術者がポジションを取る

「自分の形」で、コンタクトポイントが胸の正面にあり、前腕部が予想される LOD に重なる

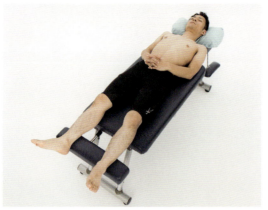

（図5-44）患者のポジショニング

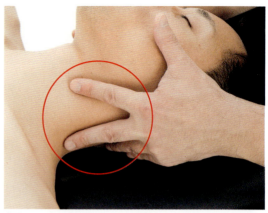

（図5-46）サポートハンドを取る

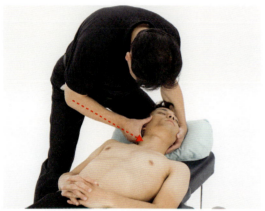

（図5-45）前腕とLODを重ねて自分の形で構える

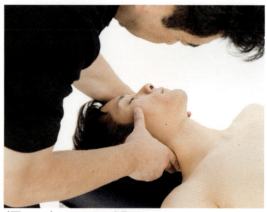

（図5-47）コンタクトを取る

ような位置で患者にセットアップできるポジションを取ります。(図5-45)

c. サポートハンドを取る

サポートハンドをソフトに包み込むように取り、しっかり頭と首をコントロールします。(図5-46)

d. コンタクトを取る

人差し指の第1関節から先の指の腹の柔らかい部分で、椎弓板から関節突起にかけて広目のコンタクトをソフトに取ります。わずかな「引き離し」による関節のオープンパックを意識しますが、あくまでも指先に力が入り過ぎないようにします。(図5-47)

e. テンションの位置の確認とLODの微調整のための触診

コンタクトハンドで、予想されるLODに向かって押して触診をします。サポートハンドで患者の頭をコントロールしながら引き付けて、一番テンションを感じ易い位置を確認し、微妙にLODの角度を変えながら、最もエンドフィールで抵抗感を感じる角度に微調整し決定します。(図5-48a,b)

f. スラスト

スラストは、テンションを取ったら慌てず速やかに行います。患者の頭と首は、患者の体の正中線より必ず施術者のほうに引き付け、LOD

に前腕を重ねて肩、肘、手首の動きを使って、素早く無駄がないスラストを行います。スラストしたら一瞬ホールドします。(図 5-49a,b)

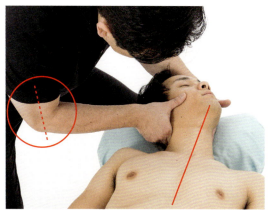
(図5-49a) スラストの前

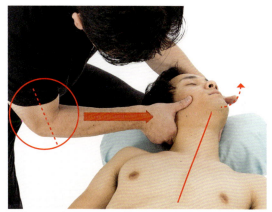
(図5-49b) スラストの後

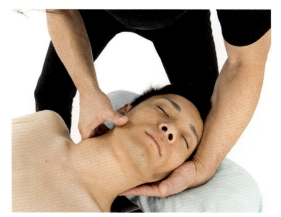

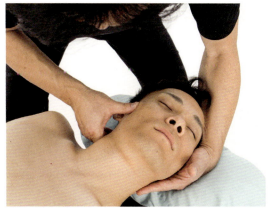
(図5-48a,b) コンタクトハンドで色々と角度を変えながら触診しLODを確認する

12
患者のリラックス法

施術者の技術が及第点であれば、アジャストメントの成否は、「**患者がどれだけリラックスできているかで決まる**」と言っても過言ではありません。力が抜けない患者は、意外と多いものです。無意識のうちに緊張しているのです。施術者の手に力が入っていたり、乱暴に扱えば、誰でも力が入るので注意します。患者をリラックスさせる方法を考え、工夫することはとても大切です。いくつかのアイデアを紹介します。

a. 言葉でリラックスさせる

施術者の話し方が患者を緊張させてしまったり、リラックスさせたりするものです。**ゆったりと落ち着いた安心感のある話し方**をします。「だらんと力を抜いて〜」「リラックスして〜」「ゆっくり深呼吸して〜」などの決まり文句を言う時も、やさしい、ゆっくりとした口調で言います。

b. 肩の力を抜かせる

無意識に息を止めていたり、肩にガチガチに力を入れている患者は珍しくありません。足先まで突っ張っている場合もあります。その時には本人に力を抜くように、やさしく教えてあげま

頸椎アジャストメント

す。そして、**実際に手でやさしく患者の肩を触って揺らしながら、「肩の力を抜いて下げて」と肩を少し下げてあげます。**これは、自分では知らずにいかり肩になって緊張している患者には有効です。（図5-50）

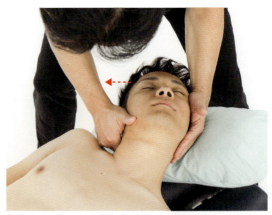

（図5-51a）コンタクトを取って、患者に自分で側屈してもらう

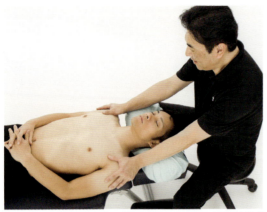

（図5-50）言葉とともに肩を触ってやさしく肩を下げて力を抜かせる

c. サポートハンドで患者の首を揺らして力を抜かせる

「ハイ、首の力を抜いて〜」というやさしい言葉かけと同時に、**サポートハンドで首をやさしく揺らしながら徐々に力を抜かせていきます。**サポートハンドで、やさしくしっかりと頭と首のコントロールができてなければなりません。患者の力が抜けてくるまでやさしく揺らしながら、「リラックス〜」と声をかけます。揺らしながら徐々にテンションに入り、力が抜けた瞬間にスラストします。

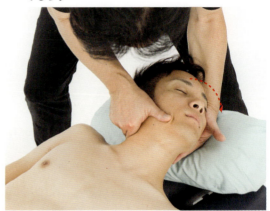

（図5-51b）患者に自分で首を左にゆっくりと回旋してもらう

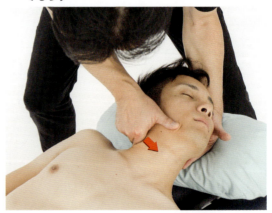

（図5-51c）患者が首を回旋させ始めた瞬間に素早くスラストする

d. 指示を与えながら患者自身にテンションの位置まで首を動かしてもらう

これは、どうしても力が抜けない患者に対しての最終手段なのかもしれませんが、意外とよく使います。人は、自分自身で首を動かすことで筋肉の緊張が解ける瞬間があります。どうしても力が抜けない患者には、それを利用して、力が抜けた瞬間にすかさずスラストします。

この方法は、施術者がいつでも問題なくスラストができる程度に熟練してこないと難しいかもしれません。右手で患者の頸椎を右からアジャストする例だと、**患者に「首をゆっくり右に**

倒して〜」「ハイそこからゆっくり左に首を回してくださ〜い」と声をかけて、患者が首を左に回旋させるのに合わせてスラストします。(図5-51a,b,c)

13 練習方法

　頸椎のアジャストメントの練習は、患者役がいなくても、一人でもできるものがあります。練習相手がいなくても、いつでも練習できるのです。まずは、いいイメージを持ってイメージトレーニングをすることが大切です。どのようなトレーニングでも、よいイメージを持ってやらなければいけません。目標とする先生のアジャストメントをする姿を脳裏に焼き付け、それをイメージしながらやると体が動き易いものです。では、いくつかの一人でできる練習方法を紹介します。

a. 自分の形作り

　「自分の形」を作ることの重要性は何度も説明しました。しかし、実際に練習をしないと、ただ頭で分ったつもりでは十分ではありません。自分の体の自然な癖を利用したいので、十分にリラックスして椅子に座り、腿の上に親指の爪が天井を向くようにして手を脱力させて休めます。肩や脇に力が入らないように気をつけます。(図5-52a,b)

　自然に上腕を垂らし、両肘の位置が自分の体の真横のライン近辺に来るようにします。手の指をリラックスさせて手首はニュートラルかわずかに伸展にします。手首の屈曲は絶対に避けます。

　この体勢を意識しながら、5分間瞑想します。ただの瞑想と違うのは、その間に「自分の形」

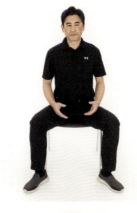

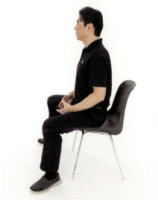

(図5-52a,b) 自分の形作り

を強く意識して体に覚えさせることです。その形が体に染み込んで初めて「自分の形」と言えるのです。

b. 大胸筋コントラクション

　両腕を胸の前で交差し、手の水かきで、反対側の腕の二頭筋に左右同時にスラストします。リラックスさせた大胸筋をキュッと収縮させて、リラックスしている脇をキュッと締めます。できるだけ早いスピードでできるように練習します。リラックスすることが、スピードアップにつながることがわかるはずです。(図5-53a,b)

c. スラストの素振り

　アジャストメントのセットアップの形で、スラストの素振りをします。最初はゆっくりとスローモーションで、正確な動きとコーディネーション

頸椎アジャストメント

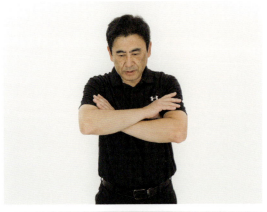

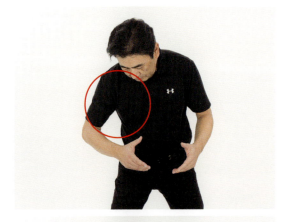

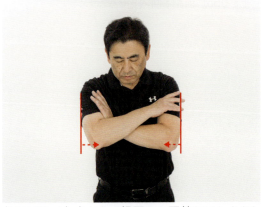

（図5-53a,b）水かきで相互の二頭筋にコンタクトし、大胸筋をピクッと収縮させてスラストする連続写真

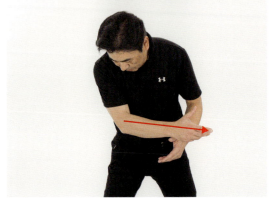

（図5-54a,b）大胸筋で脇を締めるスラスト

を意識します。それができるようになったら、やや早目のスラストをしていきます。自分の好きなタイミングで、いつでも素早いスラストができるように練習します。(図5-54a,b)

もし、フォームがしっくり来ない時は、**まず、肩の動きで腕を動かす練習をして、次に、肘を伸ばす動きを加えます。それが上手くできるようになったら、最期に手首の動きを加えます。このようにして三段階で練習して、コーディネーションを確実なものにします。**(図5-55a,b,c,d)

d. ボールの対極遊び
スラストハンドとサポートハンドが、常に対極の位置にあると安定を生みます。頭のサイズほどのボールを、両サイドから対極に持ちます。まるで患者の頭を持つように、やさしく持ちます。(図5-56a,b)

この二つの対極の位置にある手をキープしたまま、ボールを色々な角度に動かします。8の字に動かしたり、**首を回旋させたり**、側屈させたり、上下に動かすイメージなどで、自由に動かします。どのように動かしても、手は常に対極にある感覚を身に付けるのです。

これに慣れたら、同じことを**ボールなしで、あたかもボールがあるかのようにエアボールで行います。**自由自在に動かしながらも、常に手のひらと手のひらが向かい合うように対極に位置する

頸椎アジャストメント

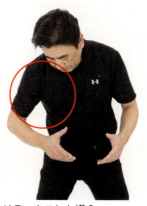

（図5-55a）リラックスした構え

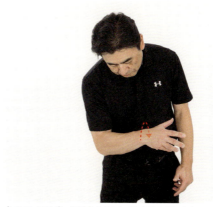

（図5-55d）前腕を回内させるスラスト

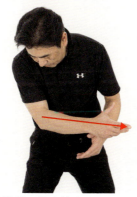

（図5-55b）大胸筋で脇を締めるスラスト

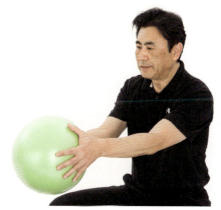

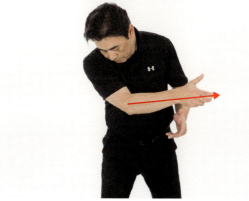

（図5-55c）肘をピュっと伸ばすスラスト

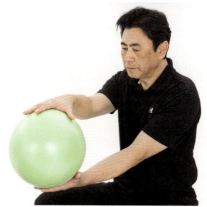

（図5-56a,b）ボールの対極を持って、両手の関係性を変えないように自由自在にボールを動かす練習の連続写真

ようにイメージして動かします。（図5-57a,b）

　次に、**片方の手でコンタクトハンド、もう片方の手でサポートハンドを作って対極でボールを持って、同様に自由に動かせるように練習し**ます。これによって、患者の頭や首のコントロールが上手くなるので、セットアップやスラストの瞬間でさえも安定感を持つことができるようになります。（図5-58）

81

頸椎アジャストメント

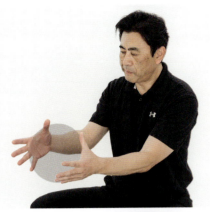

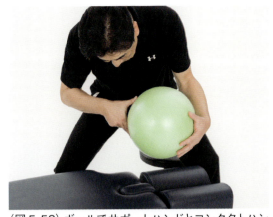

（図5-58）ボールでサポートハンドとコンタクトハンドを取って、その相互位置関係を保つ練習

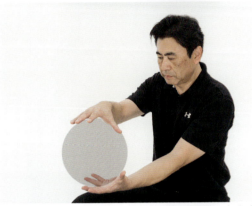

（図5-57a,b）エアーボールで手の相互関係を自由自在に保つ練習の連続写真

頸椎のアジャストメント八景

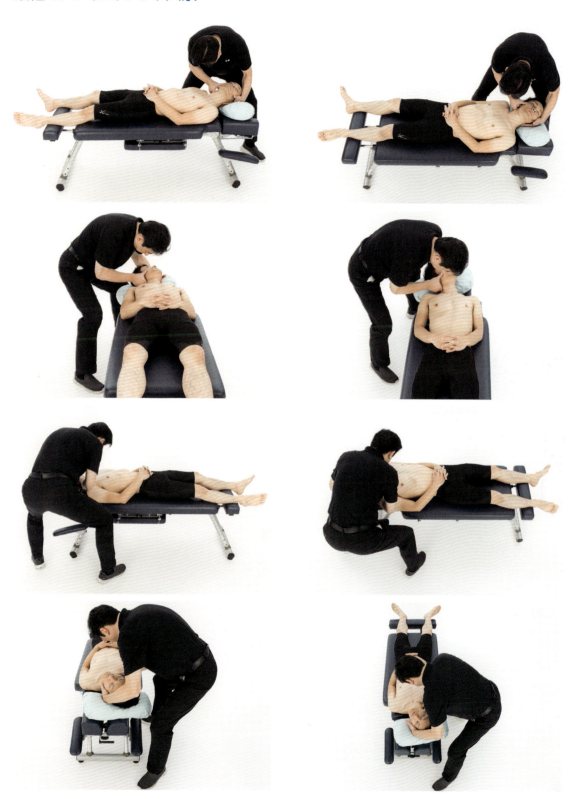

第6章
後頭骨とC1のアジャストメント

本来、後頭骨とC1（アトラス）のアジャストメントは、別々に解説してもいいのですが、隣り合う二つの部位の関係性の深さを考えて、あえて同じ章にまとめて解説します。

ここでは、後頭骨とC1の基本的かつ有効なアジャストメントを、それぞれ一つずつ選んで解説します。

後頭骨のアジャストメントは、頭の重みから常に圧力を受けている**C1の上関節面から後頭顆を引き離すタイプのアジャストメント**です。

C1のアジャストメントは、横突起にコンタクトして、**側方変位と回旋をアジャストするシンプルなタイプ**のものです。このアジャストメントは、側方変位と回旋を同時にアジャストするのに非常に有効なアジャストメントとなります。ロータリーブレイクとは違って、どちらかというと回旋をコントロールして抑え目にアジャストする安全で有効な方法です。

ここで解説するアジャストメントは、どちらも頻繁に用いるタイプであり、これをマスターすれば、応用を利かせて他の上部頸椎のアジャストメントも習得し易くなります。

頸椎のアジャストメントと重複する箇所は簡単に解説します。

1
後頭骨とC1を知る

上部頸椎は、非常に大切な部分です。頭蓋骨と背骨のつなぎ目です。後頭骨は頭蓋骨の一部で頸部の筋肉が付着している場所でもあります。**C1の上関節面というお皿の上に、後頭顆というボールが乗っているようなイメージ**の関節で繋がっています。実際は**前後に長い関節なので、横の動きより前後の動き、すなわち屈曲と伸展が大きい**ことがわかります。

大後頭孔には、髄膜、脊髄から延髄となる部分が通っており、それ以外にも、椎骨動脈などの重要な組織が通っているので、人間の健康や機能においてのその重要性がわかります。（図6-1）（図6-2）（図6-3）

C1（環椎）は、椎体がなく、前後に**アーチ状の前弓と後弓**があり、それらが両サイドで外側

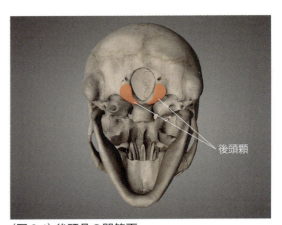

（図6-1）後頭骨の関節面

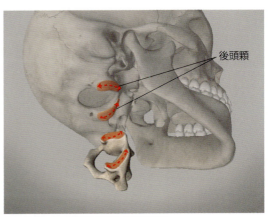

（図6-2）後頭顆と環椎上関節面

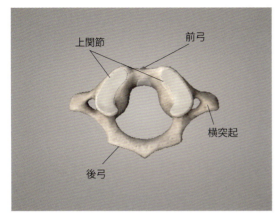

（図6-3）C1を上から見た図

塊でつながる、まさしく環のような骨です。**外側塊の側面は横突起**となり、触診やアジャストメントのコンタクトポイントとして使う大事な部位です。**環の中をC2軸椎の歯突起が突き抜ける**ようにしてあります。C1とC2の間には、椎間板はもちろんないので、安定感がない代わりに、頸椎の回旋では大きな役割を果たしています。(図6-4)

C1について一つ知っておいて欲しいことは、C1は「**隠れる骨**」だということです。C1の横突起は触診やアジャストメントのコンタクトとして使うと述べましたが、患者によってはレントゲンで確認すると、直立の体勢で重力によって頭の重さが背骨にかかった時に、**C1の横突起が乳様突起の下に隠れてしまう**ことがあります。

コンタクトする横突起のサイドと同側にある程度の側屈を取れば、多くの患者で横突起は乳様突起の下に隠れてしまいます。C1の後弓も、頭を後屈させれば、ほぼ間違いなく後頭骨の下に隠れてしまいます。C1をアジャストしたつもりが、実はC2であったということは十分起こり得ることです。問題は、それを行っている施術者が何の疑問も持たずに、自分はC1をアジャストしていると思い込んでいることです。細心の注意を払って、自分が確実にC1にコンタクトしていることを確信してアジャストしなければなりません。(図6-5) (図6-6)

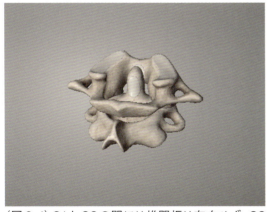

（図6-4）C1とC2の間には椎間板は存在せず、C2の歯突起が環の中を突き抜ける

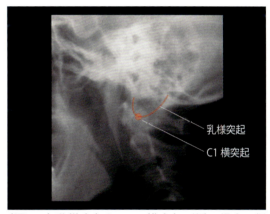

（図6-5）乳様突起とC1の横突起が近い場合は側屈によりC1の横突起が乳様突起の下に隠れる

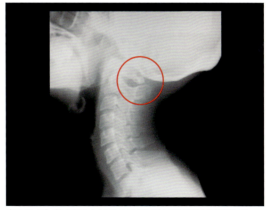

（図6-6）伸展によりC1の後弓が後頭骨に隠れる

人間の頭というのは、意外と重いものです。直立の体勢で、その重みがかかれば後頭顆とC1の上関節面には常に圧力がかかっているということになります。そこにサブラクセイションが加われば、かなりのストレスがかかることになります。

仰臥位のアジャストメントでは、上部頸椎に重力があまりかからない状態で、関節への負荷を取り除いてアジャストできます。そして、後頭骨のアジャストメントは、軽く牽引をかけるイメージでセットアップし、少しでいいので関節を開いてあげるようにアジャストします。

2 触診法

a. 後頭骨の触診

後頭骨とC1の触診は座位でもできますが、ここでは、アジャストする体勢である仰臥位でのパルペーションを解説します。

①後頭骨とC1の関節の開きのパルペーション

患者の頭頂側から触診をします。まずは後頭骨とC1の関節が上手く開くか、**後頭骨に指先でコンタクトして牽引をかけるように、C1から後頭骨を軽く引き離すイメージで動き**をチェックします。グーッと伸びを感じることができれば、関節は動いています。動きがあまり感じられなかったり、**「ガチッ」と固まったような感じ**がすれば、関節の動きが悪く、フィクセイションがある可能性があります。左右の関節を、それぞれをチェックします。(図6-7)

②後頭骨の伸展のパルペーション

後頭骨の**伸展は、後頭骨を指先ですくい上げるようにして、伸展の動き**を作ります。左右、それぞれの関節をチェックします。どちらの関節が動きが悪いか比べます。後頭骨には、実に多くの強い筋肉が付いているので、その筋肉が硬くなると関節も伸展しにくくなるので、筋肉の触診もします。(図6-8)

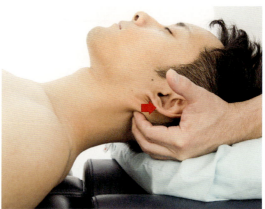

(図6-7) 後頭骨をC1から引き離す牽引をかけて触診する

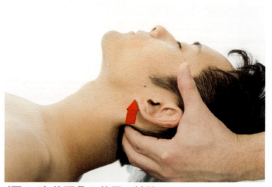

(図6-8) 後頭骨の伸展の触診

③後頭骨の屈曲のパルペーション

後頭骨の屈曲は、小さなスプリングのような動きです。触診は、患者にとっては決して快適とは言えないので、やさしく行うことが大切です。**片方の手のひらで、後**

頭骨をカップするようにして引き上げます。同時に、もう片方の手の平のベースで額の眉毛の少し上にコンタクトして押すことにより、前屈の動きを感じます。(図6-9)

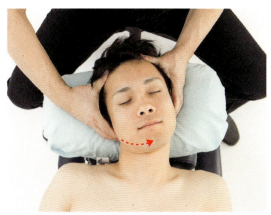
(図6-10) 後頭骨の側屈の触診

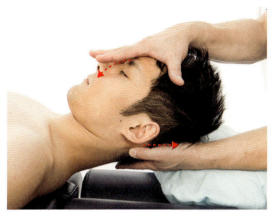
(図6-9) 後頭骨の屈曲の触診

後頭骨を回旋していき、この2本の指の間隔が開いていけば、二つの骨の間に回旋があるということです。逆に2本の指の間隔に動きがなければ、あまり回旋がないということになります。エンドフィールが柔らかいか硬いかも、判断基準になります。(図6-11)

④ 後頭骨の側屈のパルペーション

　後頭骨の側屈は、関節の形を見てもわかるように、前後の動きに比べると小さなものとなるので、どちらかというと側方変位と言った方がいいかもしれません。その小さな動きを感じることが大切です。

　後頭骨とC1の関節面を意識して、乳様突起の上の部分にコンタクトし、外側から内側へ圧力をかけて動きをチェックします。頭をボールの形に見立てて、そのボールの外周の弧に合わせたカーブを意識した動きで押します。頸椎全体を側屈する動きとは違います。(図6-10)

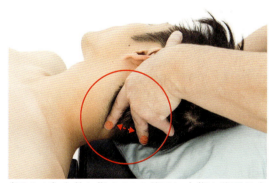
(図6-11) 人差し指をC1の後弓に中指を後頭骨底にコンタクトし、回旋をチェックする

⑤ 後頭骨の回旋のパルペーション

　回旋の動きも、後頭骨とC1の間ではそれ程大きな動きではなく、回旋はC1-C2で大きく動きます。人差し指をC1の後弓に沿わせ、中指を後頭骨に沿わせます。

　触診を元に、LODのイメージを持ちます。最終的なLODは、セットアップをした後に、コンタクトハンドで触診をし、微調整をして最終決定することになります。後頭骨のアジャストメントのLODの特徴は、関節を開くために、下から上へのベクトルが加わることです。

b. C1の触診

C1の触診は、シンプルで簡単ですが、大切な場所なので正確さがより要求されます。ここでは、仰臥位でのパルペーションを解説します。

① C1の側方変位のパルペーション

まずは側方変位、つまり、左右どちらにズレているかということです。中指先で、C1の横突起を真っすぐに横から背骨に対して垂直に押します。この時に、<u>首や頭は側屈させず、真っすぐなままで動かないようにしてC1だけを押します。</u>

頭をコンタクトハンドの方に側屈させると、押し込み易いような気がしますが、その時はすでに、中指のコンタクトはC1の横突起から滑って、C2にコンタクトしていることになります。

サポートハンドのベースで側頭部を固定し、コンタクトハンドの中指先で横突起にコンタクトし、素直に真っすぐ押し込んで動きを感じます。(図6-12a,b)

側方変位があるサイドは、反対側と比べると動きが硬く、横突起が出っ張っているような感じがするのがわかるはずです。

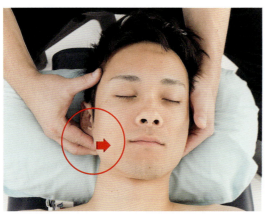

(図6-12a) ニュートラルな状態でC1の横突起の触診をする

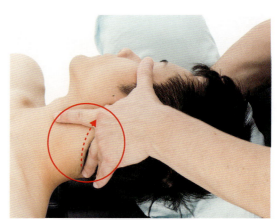

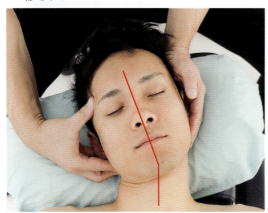

(図6-12b) 側屈を取り過ぎるとC1の横突起にコンタクトしにくくなる

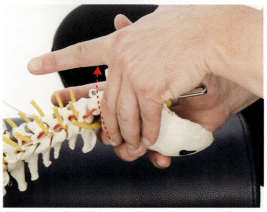

(図6-13a,b) 中指をC1の後弓に沿わせて回旋させ、動きをチェックする

② C1の回旋のパルペーション

回旋をチェックするのもシンプルです。中指で後弓に沿わせるようにコンタクトして、歯突起を軸にして垂直に回旋させるイメージで可動域の違いを左右で比べます。エンドフィールでの抵抗感も比較します。(図6-13a,b)

このC1のアジャストメントでは、直線的に左右の横突起を結ぶ線で背骨に対して垂直のLODでスラストします。触診をして変位がイメージできたら、それを改善するためには、どの角度にC1を回旋してセットアップすればいいかを考えます。

C1の前屈、後屈は触診ではわかりにくいので、可能ならレントゲンを参考にすることを勧めます。

3 後頭骨とC1の患者のポジショニング

後頭骨とC1の仰臥位でのアジャストメントでは、仰臥位でテーブルの中心に真っすぐに寝てもらいます。ロール枕などを用いて、患者が十分にリラックスできるようにします。(図6-14)

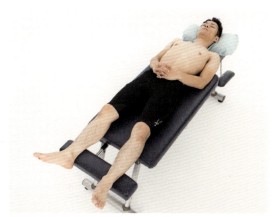

(図6-14) 患者のポジショニング

4 施術者のポジションと構え

a. 後頭骨のポジションと構え

患者の足の方からアプローチして頭の方を向くことで、後頭骨に軽い牽引をかけ、下から上へ向けてアジャストするイメージを持ち易くなります。そして、頸椎と同じく、「自分の形」で構えて、コンタクトポイントが胸の正面にあり、前腕をLODに重ねる位置が施術者のポジションとなります。患者の足の方からアプローチすることを忠実に行うようにし、習慣づけます。(図6-15a,b)

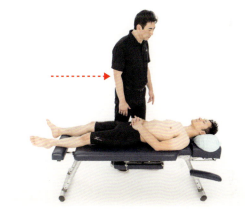

(図6-15a) 後頭骨のアジャストメントは足の方から患者にアプローチする

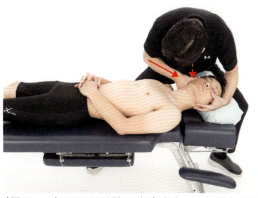

(図6-15b) LODと前腕の方向を合わせ、胸骨の下にコンタクトポイントが来る位置に構える

b. C1のポジションと構え

C1のアジャストメントは、背骨に対して垂直なLODとなるので、患者の頭部に真横からアプローチし、「自分の形」で、コンタクトポイントが胸の正面にあり、前腕が患者の背骨に対し垂直になるように構えます。(図6-16a,b)

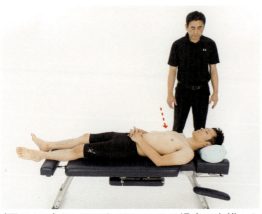

(図6-16a) C1のアジャストメントの場合は真横から患者にアプローチする

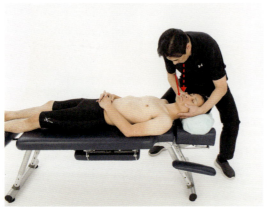

(図6-16b) LODと前腕を合わせ、胸骨の下にコンタクトポイントが来るような位置に構える

5
サポートハンド

a. 後頭骨のサポートハンド

後頭骨のアジャストメントにおけるサポートハンドの役割は、特に大切になります。頸椎アジャストメントでの「引き寄せる」「固定する」という役割が中心でしたが、「牽引する」という要素がより強くなります。後頭骨を牽引し易いサポートハンドの使い方を考えます。

手を大きく使い、スラストハンドの対極で頭を包み込むようにサポートします。母指球で耳の前の頬骨弓を支え、中指から小指までの3本の指で後頭骨をすくい上げるようにして、わずかな牽引をかけるのがポイントです。そして、人差し指は、首の胸鎖乳突筋のあたりをやさしくサポートします。(図6-17)

くれぐれも誤解しないで欲しいことは、「牽引する」と言っても、実際のサポートハンドでの牽引は軽いものです。コンタクトハンドも同調して一緒に牽引をかけることになるので、コンタクトハンドとの力のバランスも大切です。あくまでもメインの牽引は、体重移動を使って取るので、腕はできるだけリラックスさせておきます。

スラストの際に、サポートハンドで手前にグイっと引っ張って首を側屈させるような、サポートハンドでのスラストの動きは危険です。そのような悪い癖がつかないように十分練習します。

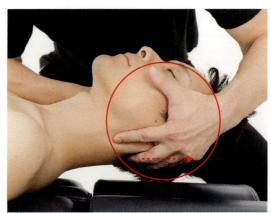

(図6-17) 後頭骨のアジャストメントのサポートハンドは牽引もかける

b. C1のサポートハンド

C1のアジャストメントにおけるサポートハンドの位置は、頸椎のアジャストメントのサポートハンドと同じですので参照にしてください。しかし、サポートハンドの使い方の意識は随分違います。（図6-18）

注意点は、**頭と首を側屈させないように、サポートハンドで真っ直ぐスラストハンドに向けて、正中線より手前に、「引き寄せる」「固定する」イメージ**でサポートします。C1のアジャストメントにおける真っ直ぐなスラストを、しっかりブレなくサポートハンドで受け止めることが大切です。

ここでのサポートハンドによる牽引は、後頭骨のそれに比べると、あまり意識しないほどの弱めのものになりますが、乳様突起の下にC1の横突起が隠れないようにするために、わずかに牽引が必要になります。さらに、関節をわずかに開く、オープンパックの状態を作ることにも役立ちます。

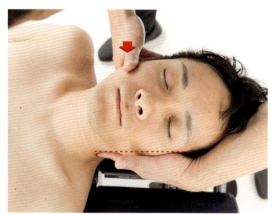

（図6-18）C1のアジャストメントのサポートハンドは真っ直ぐなスラストをしっかりと受け止める

6 コンタクトポイト・コンタクトハンドとコンタクトの取り方

a. 後頭骨のコンタクト

コンタクトするサイドと**反対側に軽く首を側屈**させ、コンタクトポイントのエリアを開いてコンタクトを取り易くします。

アジャストするサイドの**後頭骨の乳様突起の後方の部分**に、人差し指全体ですくい上げるようにカップしてコンタクトします。しかし、力を伝えるポイントは、**人差し指の第3関節の少し先の部分**です。指の根元でナックルに近い部分

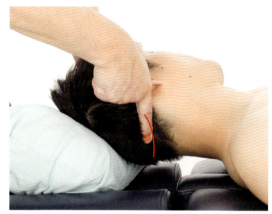

（図6-19a）後頭骨底の乳様突起の後方部分にコンタクトする

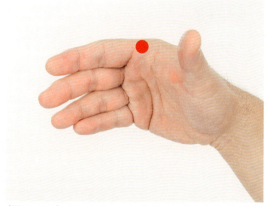

（図6-19b）コンタクトハンドのコンタクトポイントはナックルの少し先の部分

なので、しっかりとしたコンタクトが可能です。（図 6-19a,b）

頸椎と同じで、最初は指の腹の柔らかい部分でソフトにコンタクトして、テンションを取る時に、手を回内して巻き上げるようなテコの作用でC1から後頭骨をわずかに引き離すので、最終的には人差し指の腹よりは外側の側面でコンタクトしていることになります。（図 6-20a,b）

手の回内は、頸椎のアジャストメントに比べると少し多めに使い、より引き離しを強くイメージして行います。それによって関節を開き、オープンパックの状態を作ります。

b. C1 のコンタクト

コンタクトするサイドと反対側に軽く首を側屈させ、コンタクトポイントのエリアを開いて、C1 の横突起にコンタクトを取り易くします。（図 6-21a,b）

C1 のアジャストメントのコンタクトは、横突起にピンポイントでコンタクトします。皮膚のゆるみを取ることは、ここではあまり意識しません。回旋変位の方向や度合いで、セットアップでの首の回旋の角度が変わってきますが、コンタクトは常に真横から取ります。

①左回旋方向へ動かす場合のコンタクト

例えば、右の横突起にコンタクトして左方向へ C1 を動かしたい時に、同時に左回旋方向に動かしたい場合は、患者の顔をやや左に回旋させているので、真横からコンタクトすれば、自然と横突起のやや後方部分にコンタクトすることになります。（図 6-21c）

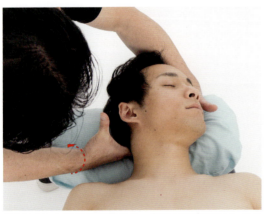

（図 6-20a）指の腹の柔らかい部分で最初にコンタクトを取る

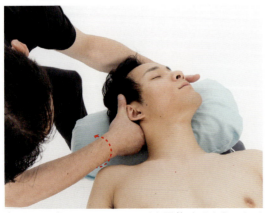

（図 6-20b）コンタクトハンドを回旋するようにして牽引をかけながら、コンタクトをしっかり安定させる

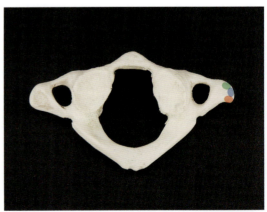

（図 6-21a）C1 のコンタクトポイント。赤：左回旋方向へ動かす場合、緑：右回旋方向へ動かす場合、青：側方変位のみ動かす場合

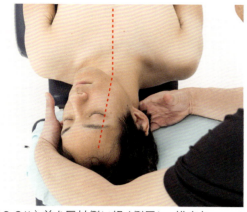

（図6-21b）首を反対側に軽く側屈し、横突起のエリアを開いてコンタクトし易くする

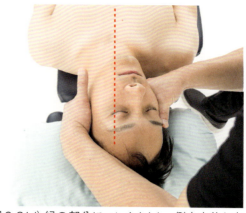

（図6-21d）緑の部分にコンタクトし、側方変位と右への回旋方向へアジャストする

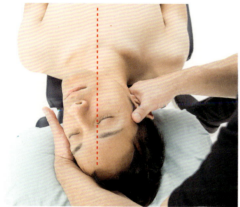

（図6-21c）横突起の赤い部分にコンタクトし、側方変位と左への回旋方向へアジャストする

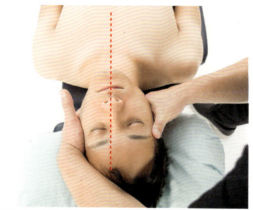

（図6-21e）横突起の青の部分にコンタクトし、真っ直ぐ側方変位をアジャストする

②**右回旋方向へ動かす場合のコンタクト**

右回旋方向に動かしたい場合は、**患者の顔をやや右に向けて回旋させて**、真横からコンタクトを取ると、自然とC1の**横突起のやや前方部分**にコンタクトすることになります。(図6-21d)

③**回旋がなく側方変位のみの場合のコンタクト**

回旋がない状態で、ただ真っ直ぐに側方変位だけをアジャストしたいのなら、患者の**顔は真っ直ぐ前を向いたまま**、真横から**横突起の先端部分**にコンタクトを取ることになります。(図6-21e)

最初に述べたように、このアジャストメントは、回旋中心のアジャストメントではありません。あまりに回旋を強く意識すると、横突起からコンタクトが滑り易い状態になり上手くいかないので、回旋の量は欲張らないことです。

施術者の**手のコンタクトポイントは、後頭骨と同じですが、ここではピンポイントです。人差し指の第3関節の少し先の側面、ナックルの少し先のやや柔らかい部分**でできるだけソフトに、しかし、ブレのないコンタクトをします。(図6-22)

後頭骨とC1のアジャストメント

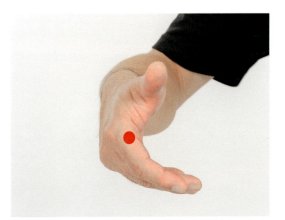

（図6-22）C1のアジャストメントのコンタクトハンドの形とコンタクトポイント

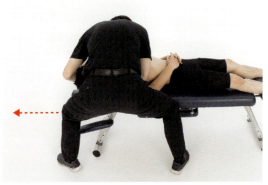

（図6-23a）左足へ体重移動することで自然と後頭骨に牽引をかける

7
テンションとLODの微調整

a. 後頭骨のテンションとLODの微調整

　患者の首と頭を、正中線より自分の方へ引き付けます。そして、施術者はテンションを取るために、<u>上手の足の方向に軽く体重移動して牽引をかける</u>と同時に、予測される<u>LODに向かってコンタクトハンドで回内をかけながら、軽い牽引とともに圧力をかけて遊びを取ります。</u>（図6-23a,b）（図6-24）

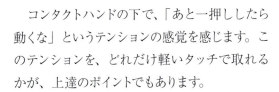

（図6-23b）左足へ体重移動して牽引をかけた状態

　コンタクトハンドの下で、「あと一押ししたら動くな」というテンションの感覚を感じます。このテンションを、どれだけ軽いタッチで取れるかが、上達のポイントでもあります。

　コンタクトハンドでは、さらに触診をしながら<u>LODの微調整を行い</u>、「ここだな」というLODを感じて確認したら、患者の首を、<u>そのままセットアップの形で</u>丁寧に枕の上にセットして、一旦力を抜いて患者から離れます。そして、<u>もう一度流れるようにコンタクトを取り直してテンションに入り</u>、<u>間髪置かずにスラスト</u>します。

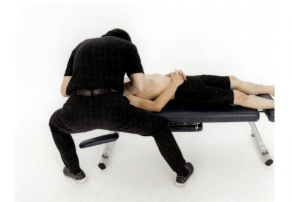

（図6-24）コンタクトハンドで回内をかけながらLODに向かって圧力をかけてテンションを取る

　体重移動を上手く利用することで、腕の緊張を防ぎます。サポートハンドで患者の頭を正中線より手前に引き付け、軽く牽引しながらサポー

トします。全ての牽引は、わずかな力です。あまりにも牽引が強いと、患者も施術者も力が入って逆効果となるので要注意です。

b. C1のテンションと微調整

C1のテンションは、セットアップして、コンタクトハンドで**LODに沿って真っ直ぐ押し込み、エンドフィールを感じたポイント**がテンションとなります。サポートハンドで患者の頭と首を**真っ直ぐに引き寄せると同時に、コンタクトハンドで背骨に対して垂直な真っ直ぐのLODに向かって押しながら触診をして、首の回旋の角度などを微妙に変えながらLODの微調整**をした後にテンションに入ります。(図6-25)

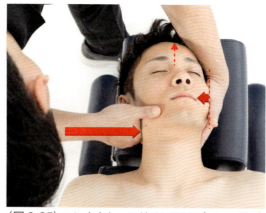

(図6-25) コンタクトハンドでLODに向かって圧力をかけ、サポートハンドで側屈しないように真っ直ぐ引き付けてテンションを取る。同時に両手でごくわずかな牽引をかける

6-26a)

重要なポイントは、**頭や頸椎が、側屈しないように頭を真っ直ぐに保ったまま、サポートハンドで施術者自身の方に引き寄せて固定**し、サポートハンドとコンタクトハンドで、あるかないか程度のわずかな牽引をイメージし、C1の横突起が隠れないようにします。

そして、落ち着いて患者にセットアップしたら、そのままの流れでテンションを取ってLODに沿ってスラストします。決して慌てる必要はありませんが、**一瞬の出来事のような感じ**の方が、患者も施術者もリラックスしていて、スピード感のあるきれいなアジャストメントができます。(図6-26b,c)

8
スラスト

a. 後頭骨のスラスト

ポジショニングからテンションまで順番に分けて説明してきましたが、実は患者に構えるセットアップからスラストまでは、できるだけ流れるようにスムーズに行って欲しいのです。

そのために、セットアップしてLODの微調整をして確認したら、**患者の頭や首の位置はセットアップの状態をなるべく保ったまま枕の上でリラックスしてもらい、一旦患者から数秒間離れて患者も施術者もリラックス**します。(図

スラストは、前腕をLODに重ね合わせて真っ直ぐにスラストします。手首の動きは小さなものですが、スピードと切れにとっては大切です。親指を先行させるようにして、Ulnar Deviation（尺側偏位）の動きを使い、コンタクトポイントを真っ直ぐ押し出すように使い加速させます。Ulnar Deviationの動きとは、親指の根元の手首の部分にコインを置いて、その**コインを真上に跳ね上げるようなスナップ**です。

(図6-27a,b)

後頭骨とC1のアジャストメント

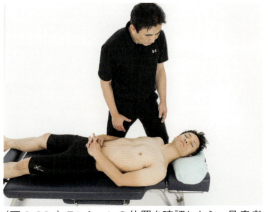

（図6-26a）テンションの位置を確認したら一旦患者から離れる

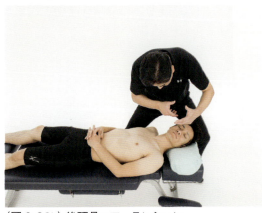

（図6-26b）後頭骨エアーテンション

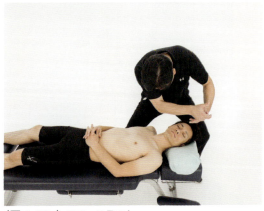

（図6-26c）エアースラスト

b. C1のスラスト

　C1のスラストは、テンションを取ったら、**後頭骨のアジャストメント同様に素直に真っ直ぐに手首はあまり大きく使わずLODに沿って行い**

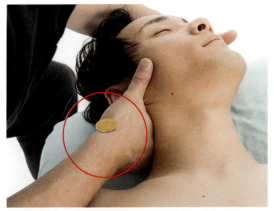

（図6-27a）スラストハンドのニュートラルな状態

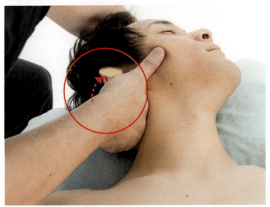

（図6-27b）わずかなUlnar deviationのスラストの手首の動き

ます。素早く浅いスラストが適しています。（図6-28a,b）

　手首の使い方は、後頭骨の場合と同じように親指を先行させるようにして、Ulnar Deviation（尺側偏位）の動きを使い、コンタクトポイントを真っ直ぐ押し出すように使い加速させます。

　スラストしたら、スラストハンドを即座に引くようなリコイルはしないように、ほんの一瞬でいいのでホールドし、リバウンドさせないようにします。サポートハンドでしっかりスラストを受け止めて、力が効率よくC1に伝わるようにします。

後頭骨とC1のアジャストメント

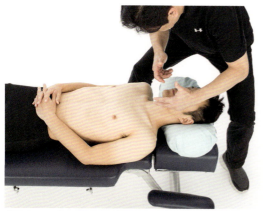

（図6-28a）C1エアーテンション

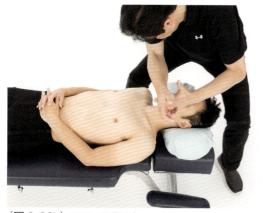

（図6-28b）エアースラスト

9
後頭骨へのセットアップとアジャストメントの流れ

後頭骨のセットアップは、独特と言っていいでしょう。特にここで解説するアジャストメントは、後頭骨を**「牽引する」**という特徴を持っています。その「牽引する」という作業は、アプローチから始まり、コンタクト、テンション、そしてスラストへと一貫して行われます。特に体重移動で牽引を楽に取ることは、大切なポイントとなります。

a. 患者のポジショニング
仰臥位で、ロール枕を使い、リラックスした状態でテーブルに真っ直ぐポジショニングします。両手は、楽に体の前で組んでもらいます。

b. アプローチ
患者の足元から頭の方に向かってアプローチします。（図6-29）

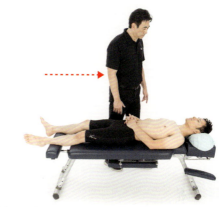

（図6-29）下から上に向かってアプローチ

c. 施術者のポジションと構え
「自分の形」でコンタクトが胸の正面にあり、触診を元に予想するLODに前腕部が重なる位置にポジションを取ります。（図6-30）

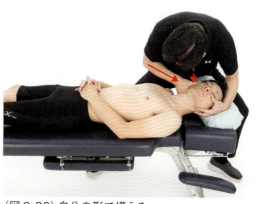

（図6-30）自分の形で構える

d. コンタクト

人差し指で、後頭骨をすくい上げるように回内をかけながらコンタクトし、胸の正面にコンタクトが来るようにします。(図6-31)

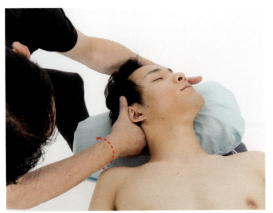

(図6-31) コンタクトハンドで巻き上げるように回内しながらコンタクトを取る

e. 牽引

コンタクトとサポートハンドを取ったら、施術者は患者の首と頭を正中線より手前に引き付け、患者の頭側方向に体重を軽くシフトします。右手でコンタクトして患者の右側の後頭骨をアジャストする場合は、施術者は左足に体重移動することで、手や腕に余計な力を入れずにアジャストに必要な適度な「牽引する」力がかかるのです。(図6-32)

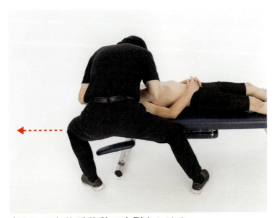

(図6-32) 体重移動で牽引をかける

f. テンションとLODの微調整

コンタクトハンドでLODに向かって圧力をかけて触診し、LODの微調整を行い「ここだな」というLODを感じ確認したら、患者から一旦離れてリラックスします。その後に、もう一度流れるようにコンタクトを取り直してテンションに入りスラストします。(図6-33)

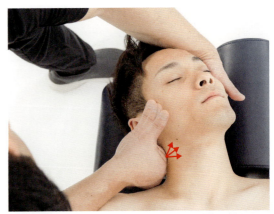

(図6-33) 角度を変えて触診し、LODの微調整をする

g. スラスト

流れるような一連の動きの中で、前腕をLODに重ね合わせて真っ直ぐにスラストします。手首の動きは小さなものですが、親指を先行させるようにして、Ulnar Deviation(尺側偏位)の動きを使い、コンタクトポイントを真っ直ぐ押し出すように使います。(図6-34a,b)

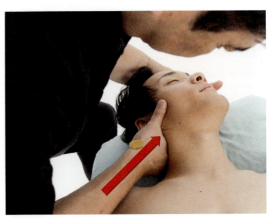

(図6-34a) 後頭骨のスラスト前

後頭骨とC1のアジャストメント

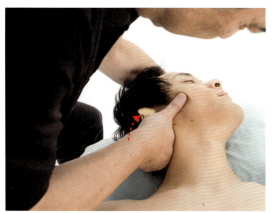

（図6-34b）スラストの後

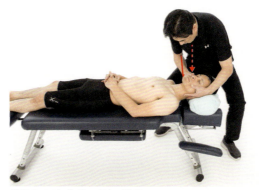

（図6-36）自分の形で構える

10
C1へのセットアップとアジャストメントの流れ

a. 患者のポジショニング
仰臥位で、ロール枕を使い、リラックスした状態でテーブルに真っ直ぐポジショニングします。両手は、楽に体の前で組んでもらいます。

b. アプローチ
患者のC1に真横からアプローチします。（図6-35）

c. 施術者のポジションと構え
「自分の形」でコンタクトが胸の正面にあり、背骨に垂直なLODにスラストハンドの前腕が重なる位置に構えます。（図6-36）

d. コンタクト
コンタクトは首を軽く反対側に側屈して、C1の横突起にコンタクトし易くしてから真横から人差し指のナックルの先の部分でソフトに取ります。（図6-37）

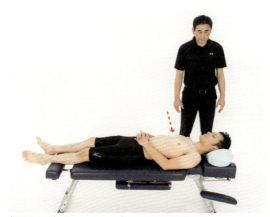

（図6-35）C1へのアプローチは真横から

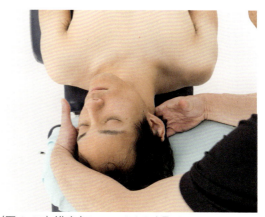

（図6-37）横突起にコンタクトを取る

e. サポートハンドでの引き寄せ
サポートハンドとコンタクトを取って側屈を取ると、C1の横突起が乳様突起の下に隠れてし

まう可能性があるので、患者の顔が背骨の軸に対して極力真っ直ぐな状態をキープします。サポートハンドで、やさしく、しっかり頭と首を真っ直ぐなまま、正中線より施術者側に、コンタクトに向かって引き寄せます。(図6-38)

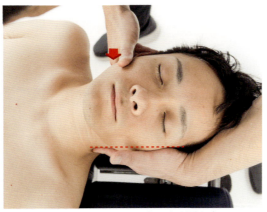

(図6-38) 側屈しないように真っ直ぐ引き寄せる

f. テンションとLODの微調整

サポートハンドを引き寄せると同時に、コンタクトハンドで背骨に対して垂直な真っ直ぐのLODに向かって押しながら触診をして、首の回旋の角度などを変えながらLODの微調整をした後に、真っ直ぐに押し込んでテンションに入ります。(図6-39)

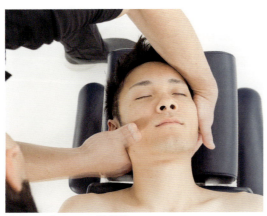

(図6-39) LODの微調整

g. スラスト

スラストは、前腕をLODに重ね合わせて、真っ直ぐにスラストします。手首の動きは小さなものですが、親指を先行させるようにして、Ulnar Deviation(尺側偏位)の動きを使い、コンタクトポイントを真っ直ぐ押し出すように使います。(図6-40a,b)

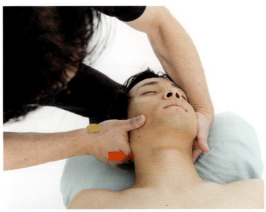

(図6-40a) C1のスラスト前

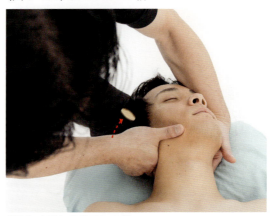

(図6-40b) スラストの後

後頭骨のアジャストメント八景

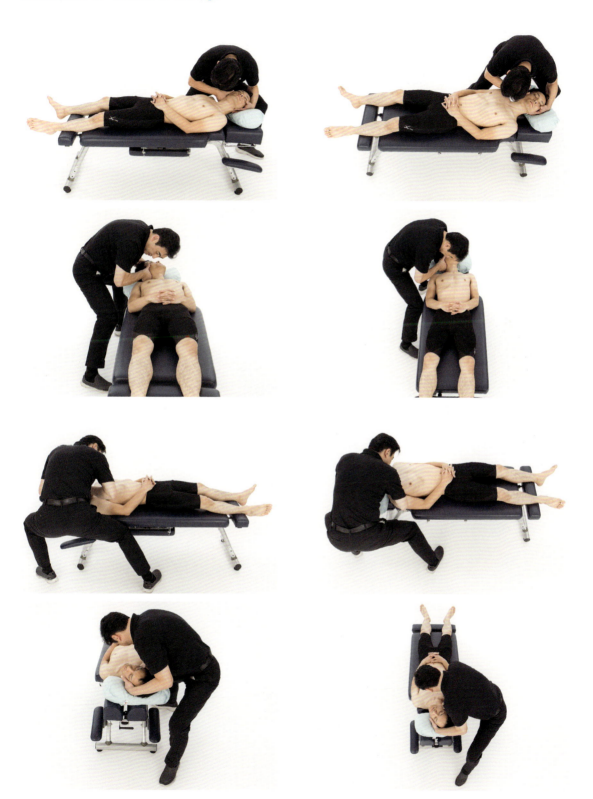

C1のアジャストメント八景

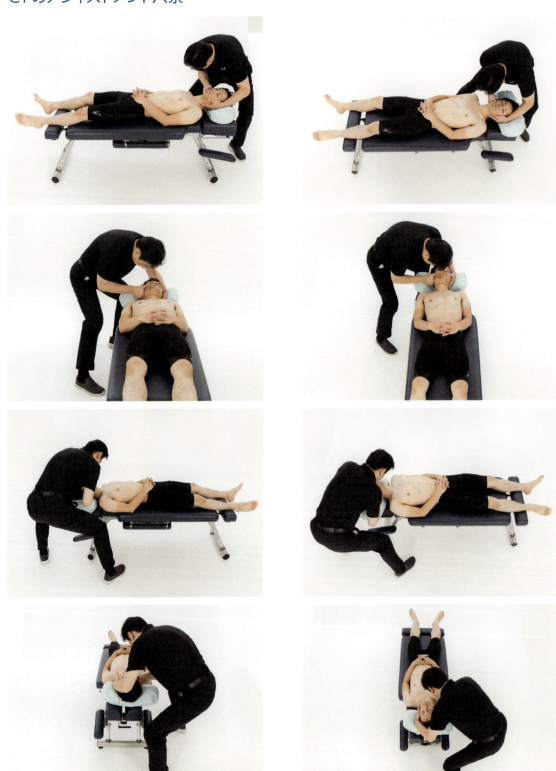

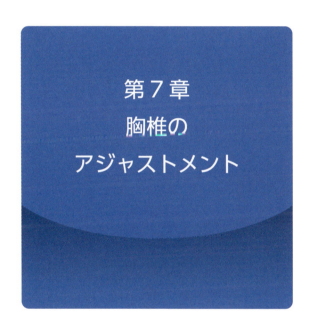

第7章
胸椎の
アジャストメント

胸椎のアジャストメント

胸椎のアジャストメントは、背骨のアジャストメントの中でも、最も簡単で最も難しいと言えるものです。技術的に未熟な段階でも、患者の背中に体重を乗せて押せば、ボキッと骨が動くこともあります。

しかし、背中を押されると、肺などが圧迫を受けるので、患者にとっては力を抜いてリラックスするのが難しい場所です。患者の力が抜けなければ、アジャストメントは大変困難になります。たとえ、患者が小さな子供であっても、力を抜いてくれなければ、アジャストメントはできません。ですから、難しいアジャストメントとも言えるのです。

ここで解説するアジャストメントは、胸椎の後方変位やフィクセーションを効果的に、正確にアジャストできるものです。胸椎のアジャストメントにも色々な方法があり、それぞれに良さがありますが、ぜひ、基本的なアジャストメントとして習得してもらいたい方法です。

この章では、施術者がテーブルの左側に立ってアジャストするケースを例として解説します。

1 胸椎を知る

胸椎には、左右の肋骨が付いているのが大きな特徴です。肋骨は、心臓や肺などの重要な臓器を守る役割がありますので、非常に敏感な組織です。肋骨と胸椎との関節は、他の関節とは違い、とても浅い関節で主に靭帯でつながれている緩い関節なので、呼吸とともに胸郭が膨張し、収縮することを邪魔しないようにできています。ゆえに、胸椎の動きが悪くなれば、効率的な呼吸の妨げとなるとも言えます。

肋骨は、横突起の先端の前部と椎弓の二箇所の浅い関節で靭帯によって支えられています。肋骨との関節を支えるためにも、横突起は大きく発達していて、アジャストメントの際もコンタクトポイントとして活用されます。それゆえに、胸椎のアジャストメントは、肋骨へも影響するのです。

胸椎は、背骨の中でも頚椎や腰椎と違い、後弯を基本としています。日本人には、背骨の前後の弯曲が少なく、胸椎も**フラット**なケースが多く見られます。胸椎がフラットなので、後方からさらに押すようにアジャストメントすることは、不適切だと思うかもしれません。しかし、フラットな背骨でもそれなりに局所的には後方変位があるので、フラットスパインだから後方からスラストしてはいけないということではないのです。

<u>LODは、後弯の大きさによって角度が微妙に変わるので、患者が腹臥位でポジションされた時の後弯のカーブに合わせて調節する意識を持つことが必要です。</u>(図7-1)

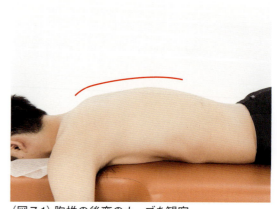

(図7-1) 胸椎の後弯のカーブを観察

椎間板は、比較的薄く胸郭もあるので胸椎の可動域は小さいのですが、それなりに可動域があり、ミスアライメントもよく見られます。また、胸椎は、胸郭の存在や姿勢の問題も手伝って、フィクセーションが発生し易い場所でもあります。臨床におけるアジャストメントでも、フィクセーションを効果的に改善させるタイプのものはとても有効です。

　胸椎には、側弯症が見られることがあります。左右の背中の盛り上がりに差がある時は、必ず側弯症のチェックをします。通常、側弯の弧の外側が盛り上がります。側弯症のカーブの変わり目である弯曲の弧の頂点では、張力が大きくかかり、捻れも出易いのでサブラクセイションを起こし易くなります。

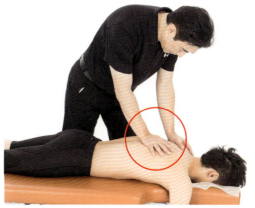

（図7-2a）胸椎の棘突起を母指球で触診する

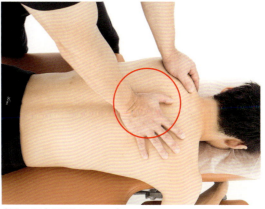

（図7-2b）手元のアップ

2
触診法

a. 胸椎の後方変位とフィクセイションのパルペーション

　腹臥位での触診は、まず全体的に側弯がないかをチェックしてから、**後方から前方へ棘突起の根元部分を母指球で押して関節での動き、スプリング感を感じ、後方変位とフィクセイションをチェック**していきます。(図7-2a.b)

　後弯の曲線に対して90度で椎間板面の角度に沿って押すことを意識します。少し角度を変えて、再チェックすることも有効です。

　押す時に、椎間関節面を意識しながらも**椎間板面に沿って押す**ようにします。背骨は正常なら押す力によって**「しなる」**ものなので、椎間関節面をあまりに意識し過ぎて、下から上への

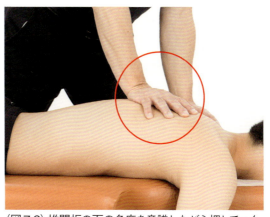

（図7-3）椎間板の面の角度を意識しながら押していく

ベクトルの力が大きくなり過ぎないようにします。(図7-3)

b. 胸椎の回旋のパルペーション

動きが悪い関節を見つけたら、回旋や捻れを触診や視診で判断します。大きな横突起を利用して、後方から前方へ押して触診すれば、左右の回旋の動きの差を感じることができます。片方の手の親指で横突起を前方に押して、もう一方の親指でその時の棘突起の動き具合をチェックします。左右比較して動きが悪い方の横突起が、後方変位している可能性があります。（図 7-4）

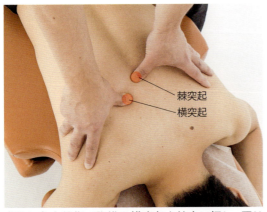

（図 7-4）右親指で胸椎の横突起を前方に押し、同じ椎骨の棘突起の動きを左親指で触診する

c. 胸椎の側屈のパルペーション

側屈に関しては、同様に横突起を利用して、横突起の上下への動きを押してチェックすることもできますが、視診によって得た背骨の微妙な側弯を利用して、左右のどちらにオープンウェッジがあるかを判断することも、わかり易くて有効な手段です。

後方変位、回旋、側屈、フィクセーションを総合的に判断して、どのコンポーネントを強調したアジャストメントをしたいのかなどを3Dイメージで考えて、自分が行いたいアジャストメントの全体像をイメージします。

3 患者のポジショニング

患者は、腹臥位でリラックスし、両腕はアームレストに置くことで肩甲骨を両サイドに軽く開き背中全体の筋肉をリラックスさせ、背骨を感じ易い状態でテーブルの上に真っ直ぐに寝ていることを確認します。（図 7-5）

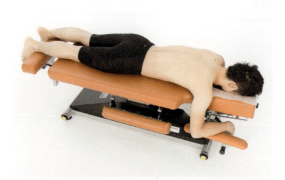

（図 7-5）腹臥位でポジショニングし、左右の肩甲骨を軽く広げるようにしてリラックスしてもらう

患者の顔の向きや角度で、背筋や背骨に影響が出ます。真っ直ぐ下を向いてもらい、顎を引き過ぎず、顔を反り過ぎない自然な角度で寝てもらいます。胸椎の後弯の大きさには個人差がありますので、場合によっては患者の顔の角度を調整して背骨を触診してからアジャストすることも必要です。顔を反らすと胸椎は、よりフラットになります。顎を引くと、後弯が強調されます。（図 7-6a,b,c）

患者の力が抜けきっていないと、背中が微妙に丸まり過ぎ、患者の胸とテーブルの間に眼に見えない空間ができます。その場合は、患者の背中にやさしく手を添えて押しながら「力を抜いて、背中を平らにして〜、もっと、もっと〜」

胸椎のアジャストメント

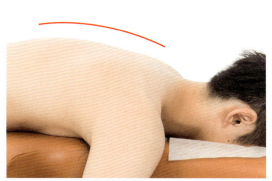

（図7-6a）ニュートラルな顔の位置で寝た状態

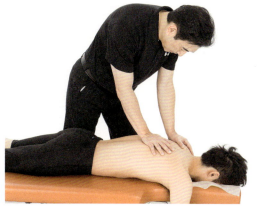

（図7-7）手で背中をやさしく押さえて胸の前の空間を取り、背中をフラットにした感覚を患者に覚えてもらう

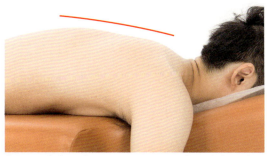

（図7-6b）顔を少し反らすことで胸椎の後弯が減少し、フラットに近くなる

4
施術者のポジションと構え

　ここで解説するテクニックは、施術者がテーブルの横に立ち、**患者の頭の方へ上体を向けて、テーブルに両脚でもたれて体重を預けるようにして立ちます。**テーブルのどちらのサイドに立つかは、施術者が行い易い得意な方で構いません。サブラクセイションのリスティングによって立つサイドを変える必要はありません。施術者の上体の患者へのかぶせ具合やトルクをかけることにより調整します。(図 7-8)

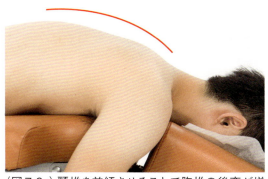

（図7-6c）頚椎を前傾させることで胸椎の後弯が増し、上部胸椎で関節が開き易くなる

と声をかけていきます。患者の背中から力が抜けて丸まっていた背中がフラットになって、胸の前の空間がなくなってピッタリと胸がテーブルに付くまで力を抜いてもらいます。(図 7-7)

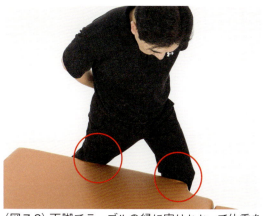

（図7-8）両脚でテーブルの縁に寄りかかって体重を預ける

a. 上体のかぶり具合

施術者は自分の背骨を患者の背骨の上に重ねるような意識を持ち、胸骨が患者のコンタクトポイントの真上にかぶさるように立ちます。もしこの時、テーブルの高さや患者の体の厚みのために、施術者が患者のコンタクトポイントの真上に自分の胸骨が来るぐらい十分に上体をかぶせることができないのなら、オープンウェッジ・サイドに立たなければなりません。(図7-9)

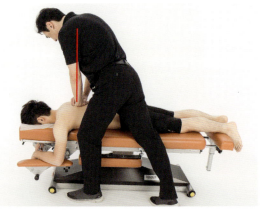

(図7-10a) 効率よく体重をコンタクトポイントに乗せられる正しい立ち位置

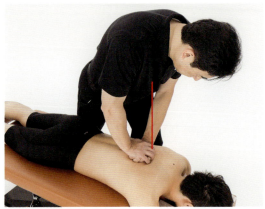

(図7-9) 胸骨がコンタクトポイントの真上に来るように構える

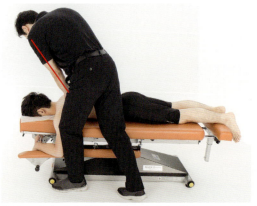

(図7-10b) 立ち位置がコンタクトポイントよりも上過ぎる例

b. 立ち位置

施術者は、自分の体重を効率よくコンタクトポイントに乗せられる位置に立ちます。立ち位置が患者の頭方向に寄り過ぎたり、足方向に下がり過ぎたりすると、上手く体重をコンタクトポイントにかけられません。両脚をテーブルに付けて寄りかかるように立ち、テーブルに沿って足を滑らせるように動けるようにします。(図 7-10a.b.c)

c. LODと上体のかぶり方

アジャストしたい LOD によって、「上体のかぶり方」が違ってきます。基本的に施術者の胸骨とコンタクトを結ぶラインを LOD に合わせればいいのです。それによって施術者は自分の

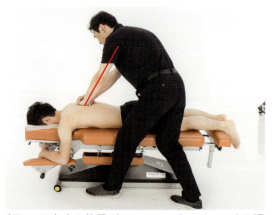

(図7-10c) 立ち位置がコンタクトポイントよりも下過ぎる例

体重を利用して、スムーズで効果的なスラストをすることが可能になります。

①回旋がないケース

回旋を取る必要がないので、**施術者は、自分の胸骨を患者の背骨の真上に持っていきます。**（図7-11a）

②左の横突起の後方変位で回旋のケース

例えば、施術者がテーブルの左側に立つ例で説明すると、左の横突起が後方変位を起こすような回旋があれば、施術者は自分の**胸骨が左の横突起の真上**に来るように上体の位置をわずかにずらし、コンタクトハンドの豆状骨と左の横突起へより体重が乗るようにイメージします。（図7-11b）

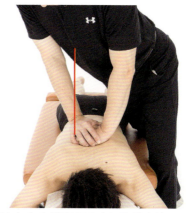

（図7-11c）右の横突起の上に胸骨を持ってきて、右の横突起に体重をかけ易くする構え

③右の横突起の後方変位で回旋のケース

逆に、右の横突起が後方変位を起こすような回旋があれば、**コンタクトハンドの小指と右の横突起の真上に自分の胸骨が来るようにして、右の横突起により体重を**かけ易くします。（図7-11c）

d. 両腕の構え

両腕は、左右同じようにスラストに使います。両肘をリラックスして構えます。スラストの時に両肘を伸ばすようにして行うので、最初から肘が伸びてしまっていると伸びしろがなくなり、腕からのスラストができなくなってしまいます。

逆に肘を曲げ過ぎると、スラストしにくかったり、ボディードロップに肘が負けてグニャッと折れ曲がったりすることもあるので、リラックスして軽く曲げている程度にします。（図7-12a,b,c）

e. スタンスと足の構え

テンションを取る時には、前足に体重を乗せます。足の構えは、両足のスタンスが広過ぎると体重移動が難しくなるので、自分にとって楽に前足に体重のほとんどを乗せられる適度な幅

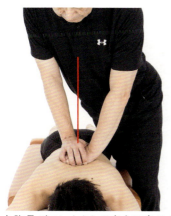

（図7-11a）胸骨がコンタクトの真上に来るように構えることで、胸椎骨を後方より真っ直ぐ押し込める

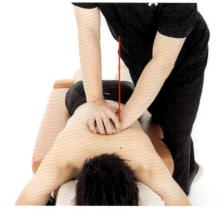

（図7-11b）胸骨が左の横突起の真上に来るように構えて、左の横突起に体重をかけ易くする構え

胸椎のアジャストメント

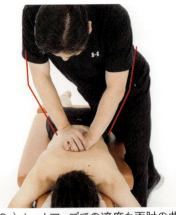

（図7-12a）セットアップでの適度な両肘の曲がり具合

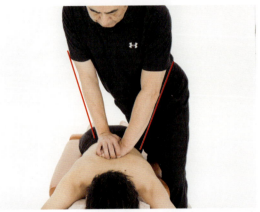

（図7-12b）セットアップで肘が伸び過ぎていると、腕からのスラストが上手く使えない

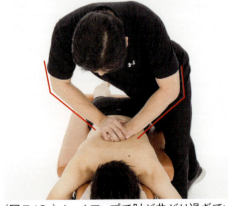

（図7-12c）セットアップで肘が曲がり過ぎていると、ボディードロップの力に腕が負けてしまう

を研究します。

スラストの時には、前脚の膝を柔らかく使うとド

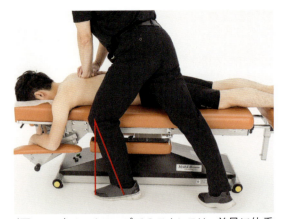

（図7-13a）セットアップでのスタンスは、前足に体重を乗せ易い幅で、膝は足首より前にある

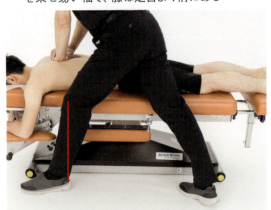

（図7-13b）スタンス幅が広いと、前足に体重移動しにくく、左足首が膝より前にあるとストッパーの役目をしてしまう

ロップし易くなるので、膝を曲げ易いように足首が膝より前に行かないようにして立つようにします。足首が膝より前になると、ストッパーの役目をしてしまい膝を曲げにくくなります。(図7-13a,b)

5
コンタクトポイントとコンタクトハンド＆サポートハンド

このアジャストメント方法は、コンタクトに特徴があります。「スリーポイント・コンタクト」と呼んでいます。ここでの例では、左手の**人差し指か**

ら小指までの指先をコの字に折ります。

a. スリーポイント・コンタクト

コンタクトハンドの形が独特です。人差し指から小指までを、第1関節と第2関節で曲げて「コの字」にし、第3関節のナックル部分はわずかに曲げる程度です。

ナックルはわずかに曲げると言っても、実際はこの**曲げる角度でコンタクトハンドのサイズを微調整します。**ナックルを曲げる角度が大きいと、こぶしが小さくなるので小柄な患者に合わせ易くなります。ナックルをあまり曲げずにフラットにすれば、コンタクトハンドを大きく使えるので、大柄な患者に合わせ易くなります。

スリーポイント・コンタクトは、「ソフト・パイシフォーム」と呼ばれる豆状骨の手のひら側の柔らかい部分、そして「小指の爪と第1関節の間の外側の部分」が、それぞれ左右の横突起に対するコンタクトするポイントとなります。三つ目の手のコンタクトポイントは、「二つのコンタクトポイントの中間」で棘突起の根元、つまり椎体の真後ろにコンタクトすることになります。一つの椎体に対し3箇所でコンタクトすることで、しっかりとイメージ通りにアジャストできるのです。(図7-14a,b,c)（図7-15）

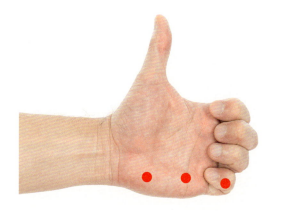

（図7-14a）コンタクトハンドの形とスリーポイント・コンタクト

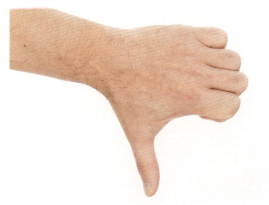

（図7-14b）手の甲側から見たコンタクトハンドの形

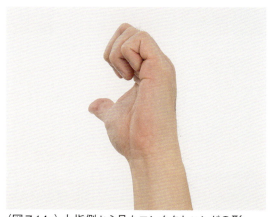

（図7-14c）小指側から見たコンタクトハンドの形

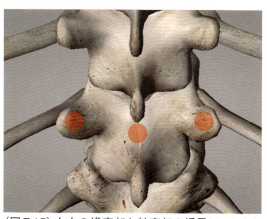

（図7-15）左右の横突起と棘突起の根元にコンタクトする

b. メインハンド & サポートハンド

コンタクトを取る時にテーブルの左側に立つなら、<u>上手である左手でスリーポイント・コンタ</u><u>クトを取ります。これがメインのコンタクトハンドになります。</u>そして<u>下手の右手を左手の上に90度に重ねて、手をつかむようにサポートハンドのコンタクト</u>をします。(図 7-16a,b)

<u>サポートハンドの向きは、背骨に対して横向きのメインコンタクトハンドと直角なので背骨とほぼ同じライン</u>になります。このアジャストメントでは、両方の腕で同様の力を使いスラストするので、サポートハンドでもアジャストするセグメントに力を伝えるという意識を持ちます。(図 7-17)

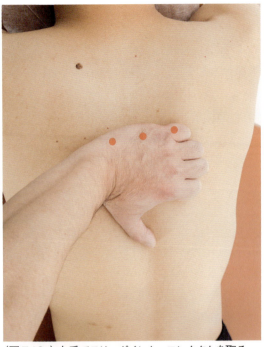

（図 7-16a）左手でスリーポイント・コンタクトを取る

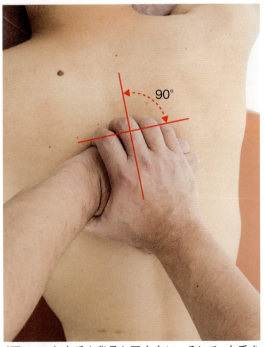

（図 7-16b）右手を背骨と同方向に、そして、左手を90度の角度でつかみ安定させる

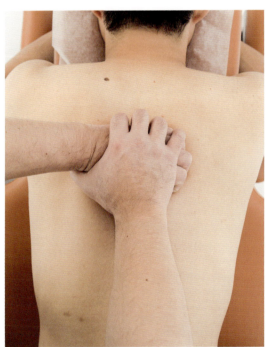

（図 7-17）右手は背骨と同じ向きに近い状態で左手を支える

c. ティッシュスラックの取り方

スリーポイント・コンタクトを取る時は、下から<u>ティッシュスラックという皮膚のゆるみを軽く取り</u>、ほんのわずかに関節面を開けるイメージでコンタクトします。それは本当に軽い小さな動きなので、<u>実際には見ていては気づかない程</u>

度のものです。(図 7-18a,b)

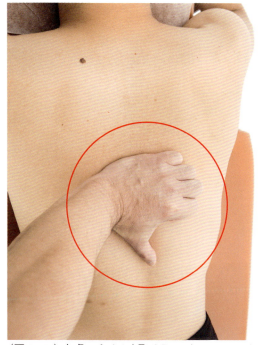

(図 7-17a) 皮膚のゆるみを取るティッシュ・スラックは取っているかわらないほどの最低限のものがいい

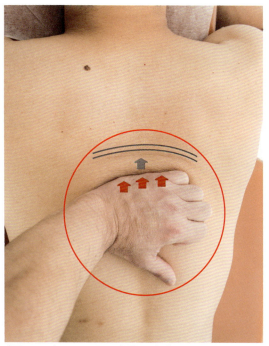

(図 7-18b) このように実際に皮膚のたわみが出るほどに力を入れてはダメ！

ティッシュスラックを強く取って関節面を強く開けようとすれば、逆に椎体が傾く力が増して、椎間板が薄い胸椎においては椎体同士がぶつかり合うような力になってしまいます。そして、患者にも余計な力が入ってしまうので注意します。ティッシュスラックは必要ですが、強いコンタクトの原因にもなり得るので、あまり強く意識し過ぎないようにします。極端に言えば、**施術者の体重をコンタクトポイントにかけることで自然発生するティッシュスラックで十分**だということです。

コンタクトの強さは、それこそ触っているだけぐらいの軽いものです。アジャストをする直前にテンションを取りますが、その時に初めて圧力をかけていく意識です。

6
呼吸とテンション

胸椎のアジャストメントは、胸郭に圧力をかけるので、患者の呼吸に合わせて行う方がスムーズにいきます。患者が息を吸ってからゆっくり吐くタイミングに合わせてテンションを取り、吐き切る前にスラストを完了します。

a. 呼吸とコンタクトハンド

患者が息を吸う時に、コンタクトハンドで胸郭を押さえ付けていては、患者は呼吸もリラックスもできません。患者が**息を吸う時には、コンタクトハンドはただ軽く触れているだけ**のような状態です。**呼吸を吸うのに合わせて、呼吸の邪魔をしないように胸郭の膨張に同調させ、一緒にコンタクトハンドを上げてあげます。**

そして、**息を吐き始めるとともに前足に体重**

移動して、ここでコンタクトを正確に取り直しながらスムーズにコンタクトに軽く体重を乗せていきます。(図 7-19a,b,c)

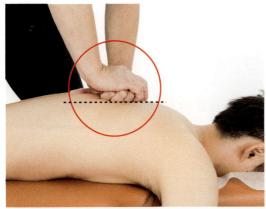

(図7-19a) コンタクトは軽く手を乗せて触れている程度の軽いもの

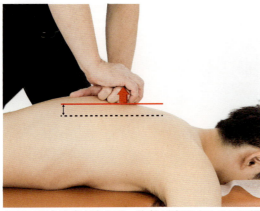

(図7-19b) 患者が息を吸い胸郭が膨張するのに同調させ、コンタクトハンドも一緒に上がる

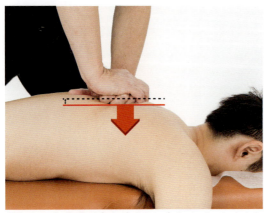

(図7-19c) 患者が息を吐くのに合わせてコンタクトハンドに体重を乗せていく

b. 回旋と側屈

テンションを取るために体重をかける時に、回旋のサブラクセイションがある場合は、後方変位を起こしているサイドの横突起に若干多めに体重をかける意識を持ちます。

もし、アジャストするセグメントが後方から見て左に傾いているのなら、右にオープンウェッジがあるので時計回りのトルクをかけます。逆に右に傾いていれば、左にオープンウェッジがあるので反時計回りのトルクをかけます。
(図 7-20a,b)

このトルクもわずかなもので、あまりにトルクを強調すれば、コンタクトはズレてしまうし、患者の体も緊張します。後方変位の横突起への体重配分とトルクも、実際はごくわずかなものです。

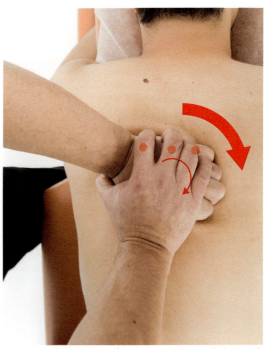

(図7-20a) 右にオープンウェッジがある場合は、時計回りのトルク

胸椎のアジャストメント

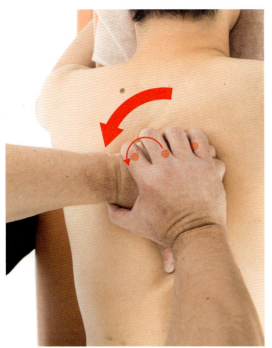

(図7-20b) 左にオープンウェッジがある場合は、反時計回りのトルク

c. 体重のかけ方

自分がかける体重に肘が負けて曲がり過ぎないことが大切です。肘の形を崩さずキープするために必要な力を腕に入れれば、それで十分です。あたかも体重をコンタクトにかけていくことで、患者が息を吐くのをやさしくアシストするようなイメージで軽い圧力をかけるのです。この時に体重を強くかけ過ぎると、患者の体に急に力が入ってしまいます。(図7-21)

d. テンション

コンタクトに対して体重をかけ始めて、「関節のしなり」の遊びがなくなった時がテンションとなります。強く押し過ぎると、テンションに気づかずに通り過ぎて伸展の力がかかって、関節が閉じる「クローズパック」の状態まで行ってしまいます。テンションでは、まだ微妙に関節が開いた「オープンパック」の状態です。関節が「ク

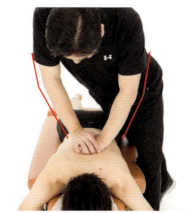

(図7-21) 適度な肘の曲がりをキープして体重をかける

ローズパック」の状態になるまで押し続けてはいけません。テンションを感じる繊細な感覚を身に付けるためにも、リラックスすることが大切です。(図7-22a,b)

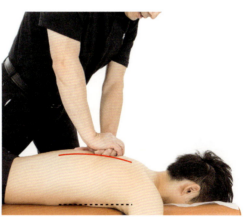

(図7-22a) テンションを取る前

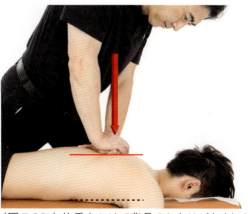

(図7-22b) 体重をかけて背骨のしなりがなくなるところがテンション

また、息を吐き切る前にテンションに到達してスラストしないと、患者は苦しくなってしまうので全てをリズム良くスムーズに行うようにします。

e. 関節の状態のイメージ

胸椎の関節がニュートラルな状態、呼吸をした時に膨らんだ状態、テンションで「関節のしなり」の遊びがなくなった状態、そして、さらにテンションを通り越してしまいクローズパックになってしまった関節の状態を指で表現してみます。(図7-23a,b,c,d)

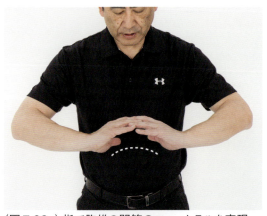

(図7-23a) 指で胸椎の関節のニュートラルを表現

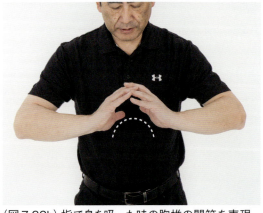

(図7-23b) 指で息を吸った時の胸椎の関節を表現

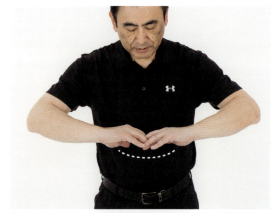

(図7-23c) 指で胸椎の関節のテンションを表現

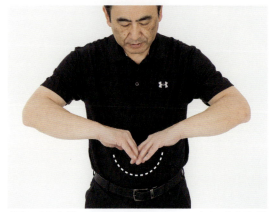

(図7-23d) 指で胸椎の関節のクローズパックを表現

7
スラストとボディードロップ

胸椎のアジャストメントは、曲げていた両肘をシュッと伸ばす「腕からのスラスト」と、上体を腹筋を使って前方に曲げる「上体のドロップ」と、前膝を曲げて「ボディードロップ」を使う三つの力を使うことができます。

骨が簡単に動くタイプの患者の場合は、「腕からのスラスト」だけでも十分かもしれませんし、二つの力を同時にバランスよく利用しなければならない患者もいます。大きな患者や骨が動きにくい患者のアジャストメントには、三つの力をタイミングを揃えて駆使してスラストしなければ

胸椎のアジャストメント

ならないこともあります。どのように力を組み合わせるかは、思考と感覚と経験からセンスを磨きます。

a. 三つの力

①腕のスラスト

「腕のスラスト」は**両肘を余裕を持って軽く曲げた状態から、両肘を同時にシュッと伸ばす力**を使います。**スピード**と細かな工夫ができる**器用さ**があります。(図7-24a,b)

スラストの時に「腕のスラスト」がボディードロップの勢いに負けたり、タイミングがズレて腕を伸ばすどころか逆に肘が折れ曲がってしまったりすることがあります。まず腕のスラストだけの練習を徹底的にすることで、体に動きを覚えこませます。そうすれば、ドロップに負けないしっかりとした腕からのスラストができるようになります。

②上体からのボディードロップ

上体を前に折るように使う上体からのボディードロップは、腹筋を使って胸骨をコンタクトポイントに向けてお辞儀をするようにします。あたかも、**胸骨でコンタクトポイントを押すイメージ**です。わずかな動きですが腕のスラストの手助けになり、LODを安定させ力強くなるので、とても大切なイメージです。(図7-25a,b)

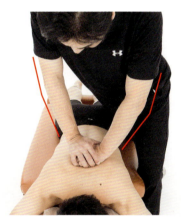

(図7-24a) スラスト前の肘の形

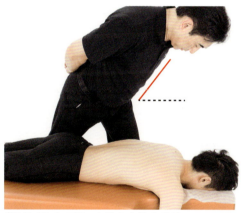

(図7-25a) スラスト前の上体の角度

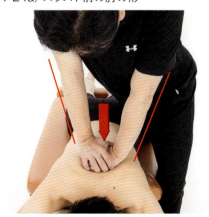

(図7-24b) スラスト後の肘の形

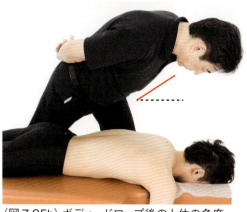

(図7-25b) ボディードロップ後の上体の角度

胸椎のアジャストメント

③膝を使ってのボディードロップ

前脚の膝を柔らかく使ったボディードロップでは、**両脚をテーブルに付けて寄りかかるようにして体を預けて立っている前足をテーブルに沿って前方へ滑らせるようにして膝を曲げ**ます。この動きは、実際には小さく素早いものです。(図7-26a,b,c,d)

これによって、膝のつっかえ棒が外れてバランスを失った上体が、コンタクトポイントの上に倒れこみ、**コンタクトハンドで手をつく**ようなイメージを持ちます。胸骨がコンタクトポイントに落ちていく感じです。間違っても、自分のお尻の方に体重をドロップしないようにします。膝の動きはごく小さなものものですが、スピードを生みます。

b. 三つの力のバランス

三つの力の使い方のバランスも、施術者の使い易いものは個人によって違いますし、患者のタイプによっても使うべき力が違ってきます。

緊張し易い患者には、あまりテンションで体重をかけずに、素早く短いインパルスのスラストを使いたいので、肘をシュッと伸ばすスラストが最もスピードがあり有効です。

逆に最も力があるのは、前脚の膝を曲げるこ

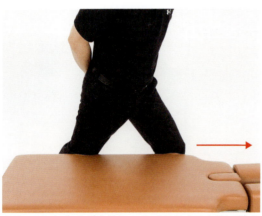

(図7-26a) 左ひざを前にスライドさせるように膝を曲げる

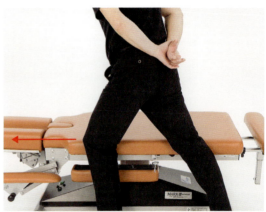

(図7-26c) 後方から膝の使い方を見たところ

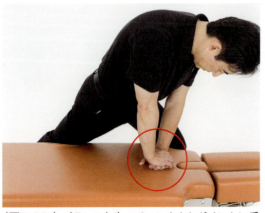

(図7-26b) バランスを失ってコンタクトポイントに手をつくイメージ

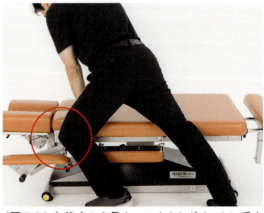

(図7-26d) 後方から見たコンタクトポイントに手をつくイメージ

とでボディードロップをして、体重を利用する方法です。大きな患者には有効です。色々な状況を考えて練習して置くことと、経験によって判断することが大切です。

c. スラストのタイミング

スラストのタイミングは、患者が息を吐くのに合わせて体重を少しずつコンタクトポイントにかけて、背骨の**「関節のしなり」**という遊びがなくなったテンションの瞬間です。それは、スムーズな流れるような一連の動きであるべきです。

体重をかけるのがあまりにもゆっくり過ぎたり、妙な間があると、患者の体に力が入ります。すると施術者にも力みが出て、無理に勢いを付けようとしてスラストの瞬間にコンタクトハンドを一度引き戻して浮かしてしまい、せっかくのテンションを逃がしてしまいます。

このスラストの瞬間に力んでコンタクトが一旦浮いてしまう問題は、非常に多くみられるものです。腕をリラックスさせることと、体重を上手にタイミングよく乗せていくことが流れを作り、スムーズなスラストを可能にします。このタイミングを上手くつかむことは、とても重要な成功の要素です。

胸椎のアジャストメントでも、スラストしたら一瞬でいいのでリバウンドせずにスラスト＆ホールドを心がけます。

8
患者のリラックス法

この章の最初に述べたように、胸椎のアジャストメントは、少なからず胸郭を圧迫するので、リラックスできない患者も多くいます。できる限り患者に力を抜いてもらえるような工夫も必要でしょう。必要以上の力を使わないようにすることも大切です。経験が必要ですが、常にそのことを心がけていきます。

患者をリラックスさせるために役立つことを解説します。

a. 肩甲骨を軽く広げて寝てもらう

患者が腹臥位で寝ている時に、本当にリラックスできているかをチェックします。患者の肩に触れて、そして「力を抜いてくださいね〜」とやさしく揺らしてあげるだけでも随分とリラックスできます。そして「力を抜いて肩甲骨を軽く広げるようにして、リラックスしてください」と具体的な要領を伝えながら、実際に手でやさしく肩甲骨を左右に広げてあげるのです。(図7-27)

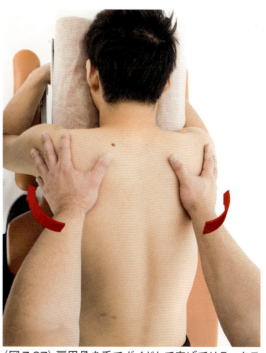

(図7-27) 肩甲骨を手でガイドして広げてリラックスしてもらう

b. 快適な顔の角度調整

顎を引き過ぎると、背中が丸まって突っ張り、胸の下とテーブルとの間に遊びの空間ができます。逆に顔を反らし過ぎると力が入ったり、首に不快感があったりするかもしれません。**患者の背中がリラックスできない時は、必ず顔の角度をチェックします。**(図 7-28)

患者自身はどの角度が適正なのかは、自分ではなかなかわからないので、顔の角度を試しにいくつか一緒に変えてもらい、**どのポジションが一番楽かを聞きながら探していきます。リラックスできて胸の前に遊びがない顔のポジションを、胸椎に手を置いて触診しながらともに探していきます。**(図 7-29)

c. 軽いコンタクト

コンタクトの圧力が軽ければ軽いほど、患者はリラックスし易くなります。逆に、最初からコンタクトに力が入り過ぎていると、施術者も患者も力が抜けません。<u>「ただ触れている」</u>というイメージでコンタクトを取ることが理想です。緩みがなくて滑らないのに軽い、そういうコンタクトを目指します。(図 7-30a,b)

d. ゆったりとした呼吸法

「呼吸をしてください」と患者に指示しても、人によって呼吸は様々です。思いっきり大きく吸って力んで吐く方もいれば、さっと素早く吸って吐いてしまう方もいます。実は、深呼吸というのは、アジャストメントにとっては大き過ぎます。**「ゆっくり息を吸って、吐きながら楽に力を抜いてください」**と事前に伝えると効果的です。上手く理解できない患者には「何度か呼吸とリラックスの練習をしましょう」と言って、一緒にリハーサルをしてからアジャストをします。

e. コンタクトハンドを左右に揺らしながらテンションを取る

コンタクトハンドを揺らしながら患者の力を抜いていくことは、色々なアジャストメントにおいて使える有効な方法です。テンションを取る時に、患者が息を吐くのに合わせて体重をコンタクトにかけていきますが、その<u>**コンタクトハンドは左右に小刻みに揺らします。**</u>このことによって、コンタクトハンドから患者が感じる圧力が上手く分散されてリラックスし易くなります。

患者に「息をゆっくり吸って〜」と声をかける

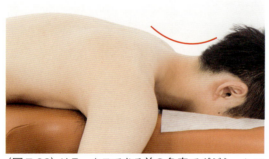

(図7-28) リラックスできる首の角度でポジショニングする

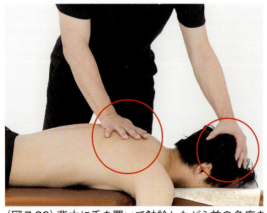

(図7-29) 背中に手を置いて触診しながら首の角度を調整する様子

胸椎のアジャストメント

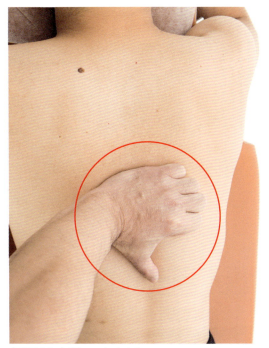

（図7-30a）軽いコンタクト

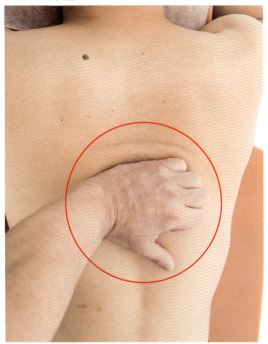

（図7-30b）コンタクトが強過ぎると皮膚にしわが寄る

ンドを左右に小刻みに揺らしながら、体重をかけてコンタクトをしっかり取りながら、テンションへと持っていき、そのままの流れでスラストします。これは患者だけではなく、施術者の力みも取り、スムーズな流れのスラストを可能にするとても有効なテクニックです。(図7-31a,b)

　コンタクトハンドを左右に揺らしながら、患者の体から力が抜けていっているかを敏感に感じ取るようにします。患者の力が抜けた瞬間にスラストします。

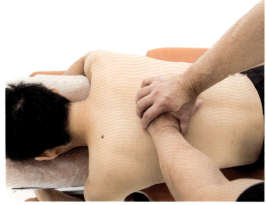

（図7-31a）軽くコンタクトを取り、患者が息を吸う時はただ触れているだけで邪魔をしない

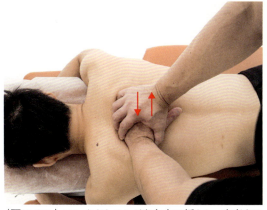

（図7-31b）コンタクトハンドを左右に揺らし、患者をリラックスさせながら体重をかけてテンションを取る

時はコンタクトハンドは背中に触れている程度です。そして「ゆっくり吐いて〜、力を抜いて〜、抜いて〜」などと声をかけながら、コンタクトハ

9
練習方法

　胸椎のアジャストメントの練習の多くは一人でもできます。もちろん、実際にどれだけ多くの患者に触れるかということは一番大事ですが、練習相手がいないからできないという言い訳は通用しません。呼吸とのタイミングが大切な胸椎のアジャストメントの練習では、そのことをしっかりと意識して練習をします。ここで紹介するスラストの練習は、手首を傷めないように<u>アジャストメントテーブルの上にクッションを置く</u>などして行うことを勧めます。

a. 腕のスラストの練習

　腕のスラストの練習は、まず構えた時の**両肘を曲げる角度を研究しながら**、自分にとって最も快適な肘の角度を探します。そこから、**両肘を同時にシュっと伸ばしてスラスト**します。この動きを**始動し易い肘の角度**を探すのです。(図7-32a,b)

　左右の腕のタイミングを合わせながら、ゆっくりのスピードで丁寧に肘を伸ばすスラストの練習を始めます。この時に**LODをイメージ**して、そのLODからブレないようにきれいにスラストします。

　両手のタイミングが合ってきたら、少しスピードを上げていきます。どれぐらい早くスラストができるか、スピードの限界に挑戦することで、どうすればスピードが出るかがわかってきます。なるべく腕の力を抜いて、体が硬直して固まるのを避けて、ある程度の**動きの流れの中から**スラストします。

　もちろん練習中からスラスト＆ホールドを心が

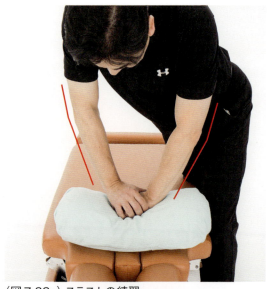

(図7-32a) スラストの練習

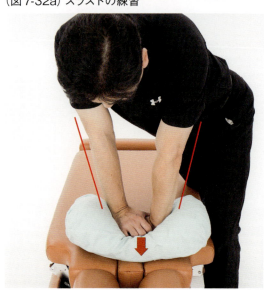

(図7-32b) 両肘を同時にシュッと伸ばす

けて体に染み込ませることが大切です。

b. 上体からのボディードロップの練習

　腹筋を使ってお辞儀する動きを「ビュッ!」と行うイメージで練習します。胸骨をコンタクトポイントに真っ直ぐにぶつけていく、または押していくイメージで行います。ゆっくりとしたスピードから徐々にスピードを上げて、丁寧にブレがないよ

胸椎のアジャストメント

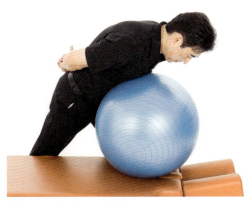

（図7-33a）ボールを胸骨でコントロール

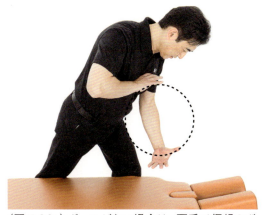

（図7-33c）ボールがない場合は、両手で仮想のボールをイメージして練習

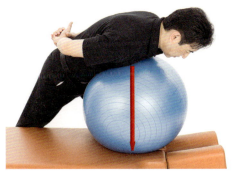

（図7-33b）ボールがズレないように、真上から直線的に胸で押すようにドロップの練習

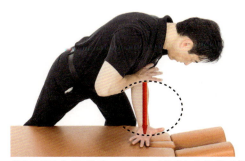

（図7-33d）仮想ボールを真っ直ぐ上から胸で押しつぶすイメージで練習

うにドロップする意識を持つことが大切です。

　また、エクササイズボールを使って、胸骨とコンタクトポイントを結ぶベクトルをイメージして胸で真っ直ぐ押す練習をします。ベクトルがブレると、ボールが外れそうになるはずです。実際のアジャストメントの時も、このボールを胸で真っ直ぐ押すイメージを持ちます。ボールがなくても、仮想ボールで同様に練習できます。これはとても有効な練習です。(図7-33a,b,c,d)

c. 膝を使ってのボディードロップの感覚の練習

　テーブルに両脚で寄りかかって体を支え、リラックスできるようにします。それから前足をテーブルのウェッジに沿って滑らせるようにして膝を曲げていきます。すると上体はバランスを失ってしまうので、そのままコンタクトポイントの上に倒れこむイメージで体重を乗せていきます。(図7-34a,b)

　そこで倒れないように、パッとテーブルに両手をついて体を受け止めてください。両手はコンタクトハンドの形にしておき、手の着地点はコンタクトポイントの位置を仮想します。体の力を抜いて重力を感じながら、身を任せるように倒れることが重要です。

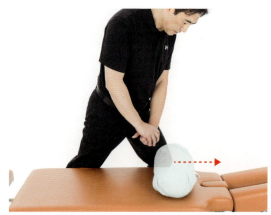

（図7-34a）左ひざを前にスライドさせ曲げていく

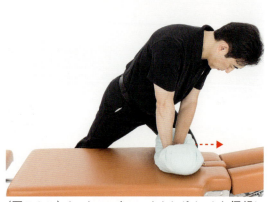

（図7-34b）クッションをコンタクトポイントと仮想して、そこに手をつく

慣れてきたら、膝をカクッと落としてスピードを上げてみます。くれぐれも手首などを傷めないように気をつけて行います。

d. 三つの力を合わせる練習

スラストの練習の仕上げに入ります。まず「腕のスラスト」に上体を軽くお辞儀するような動きの「上体からのドロップ」を足します。腹筋と重力を意識して上手く利用し、あまり力まないようにして胸で押すイメージで行います。最初はゆっくりのスピードから始めて、タイミングとLODのベクトルを合わせます。タイミングが合ってきたらスピードを上げていきます。

これが上手くでき始めたら、次は前足をテーブルに沿って滑らせて「膝を使ってのボディードロップ」を加えます。また、ゆっくりのスピードから丁寧にタイミングを合わせ、LODのベクトルを安定させます。タイミングが合ってきたら、スピードを上げていきます。動きの始動の瞬間に重力を利用することで、リラックスできてスピードが上がります。この時も、自分の呼吸を患者の呼吸にみたてて、その呼吸にもタイミングを合わせてシュミレーションしながら練習します。

最後は、自分の意のままにスピードや強さをコントロールできるように練習します。ゆっくり軽く、ゆっくり深く、早く浅く、早く深く強くなどのバリエーションを練習します。もちろんLODのベクトルをしっかり意識することも忘れずに行います。

e. 小刻みにコンタクトハンドを揺らす練習

テンションをかけるために、患者が息を吐くのに合わせてコンタクトハンドを左右に小刻みに揺らしながら、前足に体重移動をしてコンタクトに体重を乗せていきます。どれだけスムーズにスーッとテンションに入っていけるかをイメージしながら練習します。（図7-35）

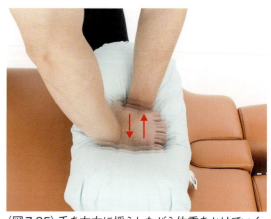

（図7-35）手を左右に揺らしながら体重をかけていく

最後の仕上げに、患者の背骨のしなりがある程度なくなって、テンションを感じた瞬間をイメージしてスラストします。アジャストメント全体をシュミレーションでイメージしながら、呼吸、タイミングとリズムを心がけて行います。これを繰り返し、繰り返し練習します。

胸椎のアジャストメント八景

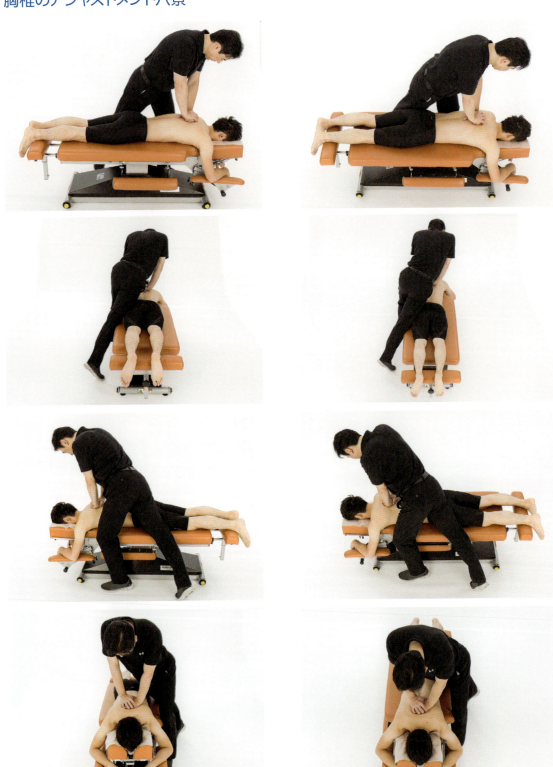

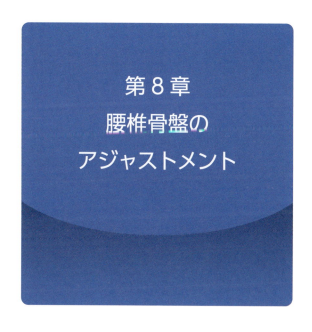

第8章
腰椎骨盤の
アジャストメント

一般的に、腰椎骨盤のアジャストメントに苦労している方は多いようです。より全身のコーディネーションが必要であり、ある程度の力を捻出しなければならないアジャストメントだからです。上手な体の使い方、タイミングの合わせ方を知れば効率的に力を捻出できます。施術者の体の**「動かす部分」**が多く、患者を**「支える部分」**も多いので練習がよりたくさん必要になります。

どのように体を使えばいいのかをよく考え、またどのように患者の体を扱えばいいのかを研究します。難しいと思うか、面白みがあると思うかは、その人次第です。ぜひ腰椎骨盤のアジャストメントの妙と面白さをわかって欲しいです。

ここでは、数あるアジャストメントの中から、側臥位（サイドポジション）で行う「腰椎の棘突起コンタクトのアジャストメント」「仙腸関節のPI腸骨とAS腸骨のアジャストメント」、そして「仙骨底の後方変位のアジャストメント」の基本的な四種類を解説します。

1
腰椎骨盤を知る

腰椎というものは、脊椎の中で最も大きな椎骨で、椎体の真後ろに位置する大きな棘突起が特徴の一つです。まさに**コンタクトポイントとしてお誂え向き**と言えます。椎間関節面は矢状面に近く、上関節突起の乳頭突起は、テクニックによってはコンタクトポイントとしても用いられます。(図8-1)

ちなみに、横突起は小さく、コンタクトとしては不適切ですし、骨折を招く危険もあるので、

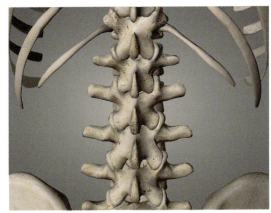

（図8-1）腰椎を後方から見る

コンタクトには**絶対に使いません。**

腰椎の椎間板は基本的には厚いのですが、第5腰椎の椎間板が変性を起こして薄くなっているケースが多く見られます。また、第4、第5腰椎の椎間板のヘルニアや腫れは急性の強い腰痛ではかなりの確率で見られます。(図8-2)

腰椎は前弯が基本ですが、急性の腰痛の場合は、起立筋などの腰部の筋肉群の硬直により真っ直ぐに伸びて前弯がなくなっていることがあります。また、椎間板の後方への腫れが大きい場合は、軽い後弯になっていることもあります。このようなサインを見落とさないようにし

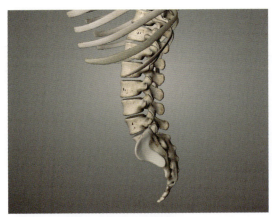

（図8-2）腰椎から仙骨の側面図

て、患者の状態に合わせたマネジメントが必要となってきます。

骨盤は左右の腸骨と、その間の仙骨が仙腸関節という大きな関節で結ばれています。**仙腸関節は、L字型の関節**です。関節のどの部分を中心にアジャストするかなども、興味深い部分です。背骨の土台となる大切な部分なので、骨盤のバランスと動きを整えることは非常に大きな意味を持ちます。(図8-3)(図8-4)

骨盤には股関節があるので、骨盤の歪みは左右の脚の長さや足の開きにも影響を与えます。逆に言えば、足の問題が骨盤に影響を与えることもあるということです。

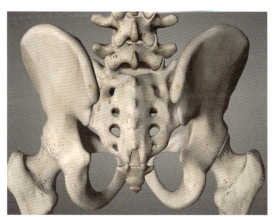

(図8-3) 骨盤を後方から見る

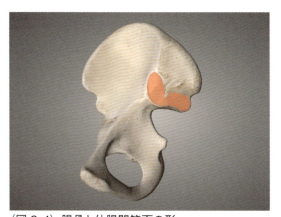

(図8-4) 腸骨と仙腸関節面の形

2
触診法

腰椎骨盤のアジャストメントの触診は、背骨の土台となる骨盤からチェックしていくのが一般的です。触診の第4章も参考にして、腹臥位のポジションで触診をします。

まずは強く押したりせずに、左右のPSISの高さや位置を触れて比較します。PSISが後下方(PI)に変位をしていたり、外側(EX)に変位していれば、もう片方に比べて高く感じます。これは逆の腸骨のPSISが前上方(AS)に変位していたり、内側(IN)に変位しているという可能性もあります。仙骨に傾きがないかを触診し、骨盤の3Dイメージを作り上げていきます。レントゲンがあれば一目瞭然ですが、レントゲンがなくてもイメージが作れるようにします。

骨盤の左右の腸骨のリスティングは、相対的なものです。骨盤のどの部分を、どの方向にアジャストするかを決定するのは、触診によって動きの悪い方向や痛みの位置を知ることで決定します。これはレントゲンではわからないことなのです。

a. PI腸骨の触診

仙腸関節の動きをチェックする触診では、**仙骨と腸骨の関節面の角度**を意識して押すことで関節の動きを感じ易くなります。少しずつ角度を変えて押すことで、どの角度で押した時に動きを感じ易いかがわかります。その角度で、左右の仙腸関節の動きの違いをチェックします。(図8-5)

PI腸骨の触診は、PSISに下から軽くすくい

腰椎骨盤のアジャストメント

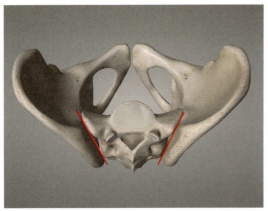

（図8-5）骨盤を上から見た時の仙腸関節面の角度

上げるように母指球でコンタクトし、前方へ押して関節のスプリングを感じます。左右どちらの関節の動きが悪いかを比べて、視診や脚の長さの結果と照らし合わせて判断を下すことになります。(図8-6)

触診で押した時に、痛みが強いのは左右の仙腸関節のどちらかを患者に聞きます。動きが悪い方の関節が痛い時は、関節での引っかかりや摩擦により刺激を受けて炎症を起こしている可能性があります。

動きが悪い方と逆の関節で痛みがあれば、そちらが動き過ぎていたり、骨盤の歪みからの圧力が、そこにかかって炎症を起こしている可能性があります。そのような場合は、この痛みのある方の関節をアジャストするのは得策ではないかもしれません。痛みの位置だけではわからないということです。

PI腸骨の場合は、仙腸関節の上の部分でむくみや痛みを感じることが多いです。

b. AS腸骨の触診

この場合は、**ASISを片手ですくい上げ、もう一方の手でPIISを前下方に押して、仙腸関節の動きをチェック**します。腸骨を、PSISが後下方に動くようにイメージして動かすのがポイントです。しかし、PIISという小さな部位にコンタクトして動かすというのは難しいですし、PSISとPIISの距離が極端に短くテコの作用が少ないので、わずかな動きを敏感に感じることができないといけません。(図8-7)

動かす関節に直接手で触れて動きを感じることは理想ですが、もし、その動きを感じることができない場合は、**PIISの代わりに坐骨結節にコンタクトして、テコの作用を利用して左右**

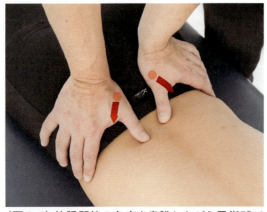

（図8-6）仙腸関節の角度を意識しながら母指球でPSISを押して関節の動きをチェックする

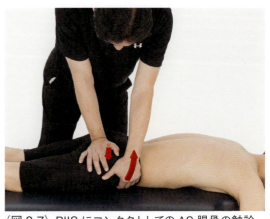

（図8-7）PIISにコンタクトしてのAS腸骨の触診

腰椎骨盤のアジャストメント

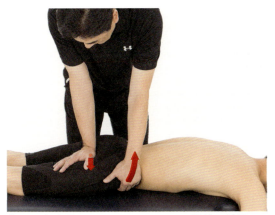

（図8-8）坐骨にコンタクトしてのAS腸骨の触診

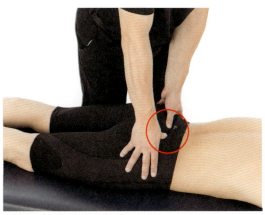

（図8-9）仙骨翼を親指で触診

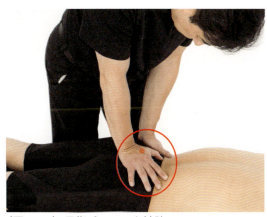

（図8-10）母指球でS2を触診

の仙腸関節の動きを比較します。（図8-8）

AS腸骨では、仙腸関節の下の方で痛みやむくみを感じることが多いです。

c. 仙骨底の後方変位の触診

仙骨の触診は、仙骨底の触診だけにとどまりません。仙骨翼の触診をはじめ、回旋や左右の傾きなどをチェックします。仙骨底が前方へ変位していることもあります。腰を丸めて座る人が多いので、仙骨底の後方変位は多く見られる問題です。（図8-9）（図8-10）

ここでは、仙骨底の後方変位のアジャストメントのために、その触診を中心に解説します。アジャストメントの際のコンタクトポイントでもある正中仙骨稜のS2の隆起を後方から前方に押して、仙骨の動きが悪くないかをチェックします。S2の隆起は、左右の仙腸関節のちょうど中間点ほどに位置します。ここでの動きが明らかに悪いと判断すれば、仙骨底が後方に変位している可能性があります。

d. 腰椎の触診

腰椎の触診は、第5腰椎から第1腰椎までの棘突起を、順番に母指球で後方から前方に押してスクリーニングしていきます。その後に、動きが悪かった椎骨の棘突起を親指で後方から押し、動きを再度細かく感じながら、痛みの有無を患者に聞いていきます。特に第4腰椎と第5腰椎は、椎間板の問題やサブラクセイションが多発する場所ですから注意深く触診します。（図8-11）

動きが悪い椎骨があれば、視診により左右のどちらにオープンウェッジがあるかをチェックします。患者をテーブルに座らせて骨盤を固定し、腰椎から背骨を側屈してもらい、それを後方から観察をして、腰椎の曲がり具合を左右で

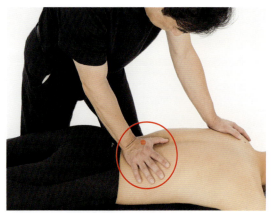

（図 8-11）母指球で腰椎の棘突起を触診

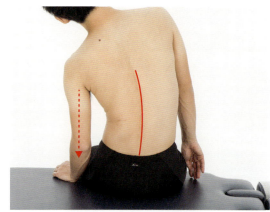

（図 8-13）座位で左に側屈した腰椎を後方から視診する

比較するのも有効です。棘突起を左右から押して回旋をチェックすることも可能ですが、腰椎、特に第5腰椎は、大きな起立筋や腸腰靭帯などで動きを感じにくいこともあります。(図 8-12)(図 8-13)

モーション・パルペーションの方が、動きを感じ易い場合もあります。**棘突起を触診しながら、患者に回旋、側屈と動いてもらいながら動きを触診**するのです。ここでも、カップリング・モーションを意識することを忘れないようにします。腰椎を左に側屈させれば、棘突起も左方向に回旋する動きが正常です。その動きが正常に起こっているかを感じるのです。(図 8-14)(図 8-15)(図 8-16)

伸展の動きをチェックするには、施術者が**後方から両親指で棘突起にコンタクトし、患者にお腹を突き出して腰椎の前弯を強調するように伸展する方向に動いてもらい、その動きに合わせて親指で前に押し込むようにして関節の動きやスプリングを感じていきます。**

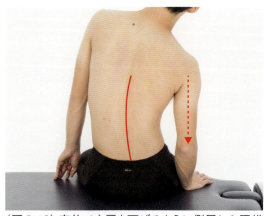

（図 8-12）座位で右肩を下げるように側屈した腰椎を後方から視診する

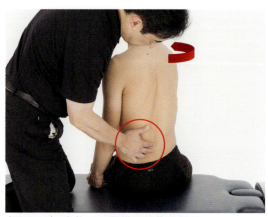

（図 8-14）座位での腰椎の回旋の触診

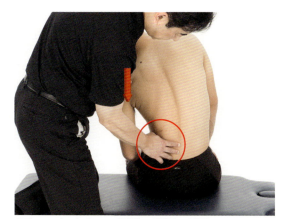

（図8-15）座位での腰椎の側屈の触診

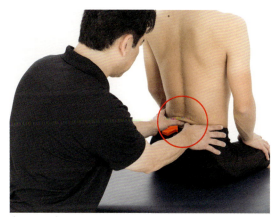

（図8-16）座位での腰椎の伸展の触診

3
患者のポジショニング

　腰椎のアジャストメントは、基本的にはサブラクセイションの側屈の**オープンウェッジ 側を上にしての側臥位**で行うものを解説します。骨盤のアジャストメントも、同じく患者を側臥位で行います。

　ポジショニングする時に、「**患者がリラックスし易い**」「**施術者がアジャストし易い**」という二つのポイントを「**考える**」ことが大切です。

　問題なくそれらが両立する患者もいれば、そうではない患者もいます。自分の決まった型に

はめればいいというわけにはいかないケースもあります。時には、膝が曲げられない患者もいるでしょう。患者によって、体のサイズや柔軟性も違います。工夫をしてアレンジする必要があるケースは、珍しくありません。しかし、まずは基本的なポジショニングでのアジャストメントがしっかりできなければいけません。そのための大切な基本的ポジショニングを上手に丁寧にできるようにします。

　ここで「**張り**」というコンセプトを解説しておきます。腰椎骨盤のアジャストメントのポジショニングからテンションまでの形作りである「**セットアップ**」を通じて、この「**張り**」**を作って、キープしていくこと**を常に考えていきます。

　ヒラヒラとぶら下がった和紙を、指でどんなに強く突いても穴をあけることはできませんが、障子に貼られた和紙はピンと**張り**つめているので、指でつつけば簡単に穴が開きます。腰椎骨盤のアジャストメントにおいても、患部でこの「**張り**」を作ることが大切です。「**張り**」を上手に作れば、効率よく力をアジャストするセグメントに伝えることができるのです。

　「**張り**」**は強過ぎれば硬直**になってしまいます。アジャストメントにとって**最適な**「**張り**」というものを意識しながら練習します。**適度な**「**張り**」を上手に作れるようになれば、アジャストメントは必ず上達します。

＊＊＊

　ここではわかり易いように例として「**患者の体の右側を下にして側臥位でポジショニングして、施術者の右手でスラスト**」のケースを使って解説します。

腰椎骨盤のアジャストメント

a. テーブルの中央で患者に**左肩を上にして、側臥位で横たわってもらいます。**ロール状の枕を使ってリラックスしてもらいます。(図8-17)

b. 下の脚となる右脚を真っ直ぐ伸ばしてもらいます。リラックスした状態ですので、膝はゆったりしていて大丈夫です。

c. 上の脚となる**左脚を曲げてもらいます。左足首が、右膝の裏に来るようにします。**両脚は、完全に脱力してもらいます。(図8-18)

d. 患者の右肩の位置はそのままで、**腰、骨盤を施術者の方へ少し寄せてもらいながら軽くタックイン**します。患者がテーブルの端から遠いと、施術者は上体を無理に伸ばしてコンタクトしなければなりません。そうすると上手く体重を利用したドロップができなくなります。しかし、あまりにもテーブルの端に近いと、患者は落ちそうな気がしてリラックスできません。

AS腸骨の場合は、他のアジャストメント

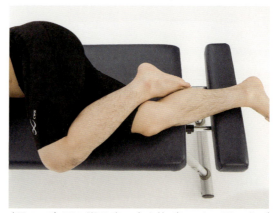

(図8-18) 下の脚は真っ直ぐ伸ばし、上の脚は曲げる。両脚ともリラックス

に比べ患者の骨盤を多めにロールするので**タックインを多めに**しておいて、骨盤をあまり手前に引き寄せないようにします。

「タックイン」とは、ここでの例では、テーブルと密着している**患者の骨盤の右腸骨のASISを施術者の方に引き寄せて、**骨盤全体がやや斜め上向きになるようにし、**骨盤の右側面とテーブル面でのグリップとトラクション**を高めます。これは患者をロールする際に、**骨盤がテーブル面で滑らない**ようにし、腰の「張り」をキープするためです。(図8-19)

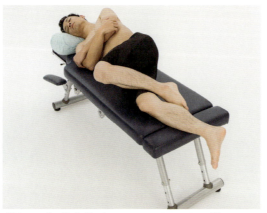

(図8-17) 体全体がリラックスするように横たわる

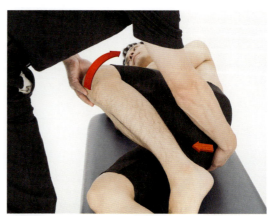

(図8-19) 骨盤を引き寄せながらタックイン

腰椎骨盤のアジャストメント

タックインをする時は、施術者の左手で患者の曲げた膝を持ち上げるようにしながら、右手で患者の骨盤の右の殿部を後ろから同時に押し込んでいきます。そして、**わずかに腰椎を屈曲させながら引き伸ばし、牽引を軽くかける**ようにしてタックインします。

患者が子供であったり、体が軽い場合は、施術者が自分の力でタックインを行っても何の問題もないですが、ある程度の体重の患者の場合は、「**少し私のほうに寄ってください**」と声をかけて患者に動いてもらうその動きを利用して、同時に手でガイドしていくようにタックインすると楽にできます。

e. 患者の右腕を施術者自身の方へ引き寄せ、右肩を十分に安定させます。右肩が安定しないと、患者はアジャストメントの際にロールして引き寄せられた時に、テーブルから転げ落ちそうな不安定感を感じて身を固めてしまいます。右肩が、あまりテーブルの端に近寄り過ぎないようにします。上の左肩が前に丸まり過ぎると、患者は身を固めてしまうので注意します。(図 8-20)

ここでも AS 腸骨は、患者の骨盤を多めにロールするので、それに備えて右腕を少し多めに引き寄せ、右肩をよりしっかりと安定させます。

f. 引き寄せた下の手、つまり右手が左手の上に来るように**胸の前で両腕をクロス**してもらいます。腕をクロスする位置が低いと、**みぞおちや肋骨を圧迫してしまいます**ので要注意です。(図 8-21)

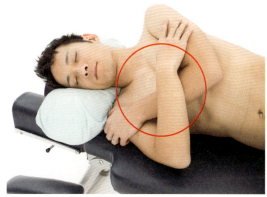

(図 8-21) 下の手を上に重ねて胸の前でクロスさせる

g. **首を前に曲げ過ぎたり、逆に反り過ぎたりする**と体に力が入るので、首の角度は**ニュートラルから軽い屈曲程度**にしてもらいます。(図 8-22)(図 8-23)

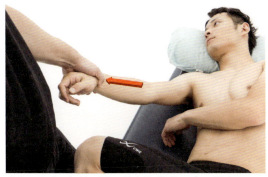

(図 8-20) 患者の下の手を施術者の方へ引く

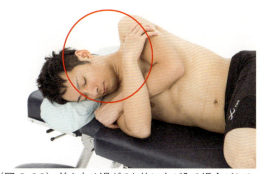

(図 8-22) 首を丸め過ぎると体に力が入る場合がある

腰椎骨盤のアジャストメント

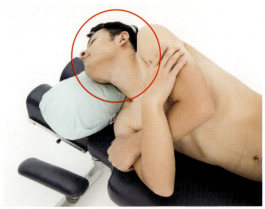

（図 8-23）首を反り過ぎると背筋に力が入り易い

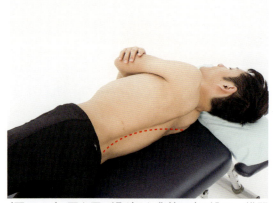

（図 8-25）腰を反り過ぎると背筋に力が入り、椎間関節も閉じてしまう

h. 患者の**腰も反り過ぎたり、丸まり過ぎたり**すると力が入り易くなるので、**腰もニュートラルから軽い屈曲で、椎間関節がわずかに開くイメージ**を持ってポジショニングをします。（図 8-24）（図 8-25）

i. 最後に<u>もう一度、骨盤のタックインを確認してポジショニングします</u>。施術者の方へわずかに引き寄せ、腰椎と骨盤に軽い屈曲と牽引の力がかかり、関節や椎間板のスペースがわずかに開くイメージを持ち、腰椎に「張り」を作るのです。（図 8-26）（図 8-27）

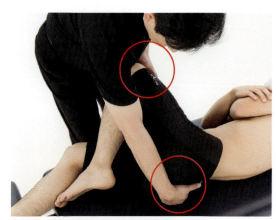

（図 8-26）患者の左膝と右殿部を持つ

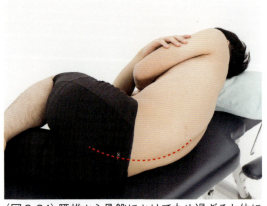

（図 8-24）腰椎から骨盤にかけて丸め過ぎると体に力が入り易い

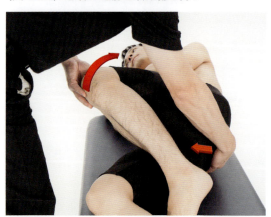

（図 8-27）左膝を持ち上げると同時に、右殿部を軽く押し込むようにして引き寄せ、タックイン

骨盤を安定した位置にセットすることで患者もリラックスできて、セットアップやテンションを取る時も骨盤が安定し、滑った

りズレたりしないようになり、「張り」を逃がさないようになるのです。この最後のタックインの確認は、とても大事なステップなので、**丁寧に腰椎に軽い牽引をかけながら「張り」を作る**イメージで行います。

AS腸骨では、アジャストメントの際に骨盤を巻き込むようにロールする量が多いので、他のアジャストメントに比べて**多めにタックイン**をしておき、骨盤が少し上を向くようなイメージでポジションニングします。（図8-28）

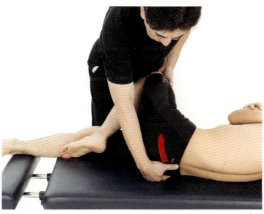

（図8-28）AS腸骨では、右手で軽く殿部を持ち上げるようにガイドして引き寄せて多めにタックインする

4 施術者のポジションと構え

施術者のポジションは、自身や患者の大きさや体型、柔軟性、アジャストする部位、テーブルの高さ、そしてLODなどで変化します。どのようにそれぞれのアジャストメントに最適なポジションが取れるかを**「考える」**ことができるように解説します。「考える」ポイントは、**自分自身の体重や体の動きを最も有効にアドバンテージとして使えるポジション**を追求することです。

ここでもわかり易いように例として、「患者の体の右側を下にして側臥位にポジショニングし、施術者の右手でスラスト」するケースを使って解説します。

a. 立ち位置

施術者のポジションで一番意識するのは、**コンタクトポイントと自分の胸骨の位置関係です。スラストの際に、施術者の懐、つまり胸骨または場合によってはみぞおちの下にコンタクトハンドが来る**と一番効率よく自分の体重を利用できます。腕からのスラストも一番スピードを出し易い位置となり、効率良くスラストの力をコンタクトポイントに伝えることが可能になります。（図8-29）

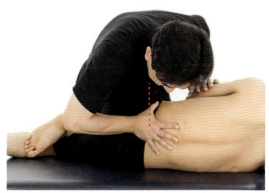

（図8-29）腰椎のアジャストメントでは胸骨がコンタクトの真上に来る位置に構える

そのことをしっかり頭に入れて、どの位置に立てば最も素直に、胸骨やみぞおちをコンタクトポイントに落としていけるかを**「考える」**ことができれば、自然と最適な立ち位置がわかるはずです。もし、わからない場合は、**両手を後ろに組んでコンタクトポイントとLODを意識して、手ではなく胸骨でアジャストをするイメージで患者に向かい合ってみます。**すると、より明確に

腰椎骨盤のアジャストメント

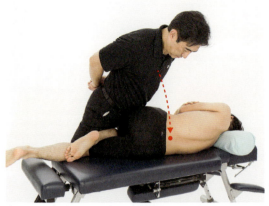

（図8-30）自分の胸骨をダイレクトにコンタクトポイントに落としていける位置に構える

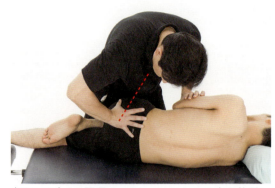

（図8-32）AS腸骨のアジャストメントの立ち位置と構え

立ち位置が意識できます。(図8-30)

患者に対峙する角度は、LODによって若干変わります。PI腸骨の場合であれば、LODに下から上の要素が増えるので、施術者が患者に向かい合う角度も、やや上手向きになります。(図8-31)(図8-32)

一方、AS腸骨であれば、LODが施術者自身の方に向かう要素が増え、ボディードロップの方向も横にお尻を振るように使うので、PI腸骨の時に比べて、患者により正面に向かい合うことになります。

もう一つ考えるべき要素は、施術者の右太腿の前面の膝の上部分で、患者の曲げている左脚の膝の下に軽くすくい上げるようにコンタクトするので、そのことができる場所に立たなければなりません。(図8-33)

施術者は、この右脚の腿で患者の下半身を安定させたり、固定させたりというコントロールをすることができます。さらに、腿でコンタクトポイントに向かってグッと圧力をかけることで、腰に適度な「張り」を作ることができます。これはアジャストメントの際にも大切なポイントになってきます。

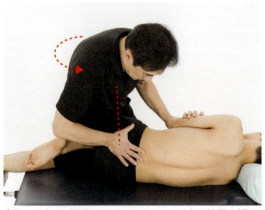

（図8-31）PI腸骨のアジャストメントの立ち位置と構え

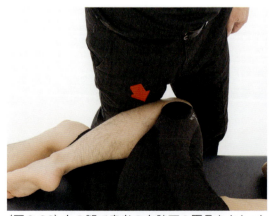

（図8-33）右の腿で患者の左膝下の脛骨をすくい上げるようにコンタクトしてコントロールし、コンタクトポイントに向かって押し込む

腰椎骨盤のアジャストメント

正しい立ち位置は、施術者の肩や手首への負担を少なくし、有効にボディードロップの力をコンタクトポイントに伝えることを可能にします。

b. 足の構え

足の構えは、足の使い方を考えて、それを一番行い易い位置に構えます。ボディードロップの際に、前脚の膝をテーブルに沿って滑らせるように動かします。そのためには、前足となる**左足の角度をどれぐらい外旋**にすれば、スムーズに**左膝を曲げながら滑らせ易いか**を考えて試します。

左足が内旋していれば、それがストッパーとなって膝が曲げにくくなります。足を置く角度で膝の開き具合が変化します。一番バランスを保てて、膝に余計な捻れが発生しない角度で足を置くようにすると、膝がスムーズに曲げられます。通常は、**膝を曲げたい方向に、つま先を合わせると問題ないはずです。**（図 8-34）（図 8-35）

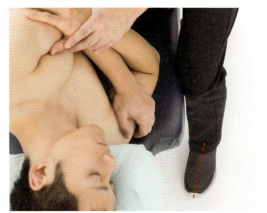
（図 8-34）左膝をスムーズに曲げられるように脚の角度を少し外旋させる

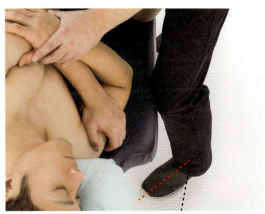
（図 8-35）左足を内旋していると膝を上手く使えない

スタンス幅と後ろ足の位置は、前脚の膝をテーブルに沿って滑らしながら曲げる時に、「**体重を前に乗せていく**」ために重要なポイントです。この**体重移動をスムーズに行えるスタンス幅と足の位置**を模索します。それに、患者の体に適度に密着し、上手くコントロールしたり、固定したりするための、自分の**構えの高さとスタンス幅の兼ね合い**を考慮します。（図 8-36）

ここでも AS 腸骨は、テーブルにより正面に向き合って構えて、ボディードロップもお尻を左に振るように動かすので、他のアジャストメントとは角度が違ってきます。左足の向きもそれに伴って変わってきます。**左にお尻を振り易いスタンス**を考えます。もちろんテーブルの高さや患

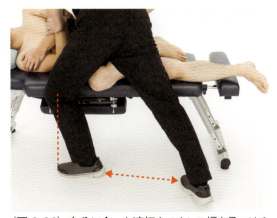
（図 8-36）自分に合った適切なスタンス幅を見つける

者のサイズでも、高く構えるか低く構えるかを考えます。低く構えるのなら膝を折る角度が深

くなったり、スタンスが少し広くなったりするかもしれません。高く構えるのならその逆になります。ここでも膝が左足首より前になって膝を使い易い形を作ります。

c. 上体の構え

腰椎、PI 腸骨、そして、仙骨底のアジャストメントでは、<u>胸骨を素直にコンタクトポイントの真上に落としていき易い位置に上体を構えます。</u>患者の上に十分に覆いかぶさることが大切です。(図 8-37a,b)

AS 腸骨の場合は、胸骨の下にコンタクトポイントが来るというより、へその方にコンタクトポイントが来るようにします。他のアジャストメントと違って、<u>**トルクをたくさんかけてへその下に捻りこむ**</u>ように腸骨を固定するからです。

スラストする右腕に力を入れ易いように、<u>**右肩を前方に丸める**</u>ことがとても大切です。そうすると右腕に効率的に力が入ります。しかし、右肩を前に出そうと上体を捻り過ぎると、胸骨ではなく右肩がコンタクトの上に来てしまい、結果として体重を利用しにくくなってしまいます。(図 8-38a)

上体の胸の面は、施術者の骨盤の左右のASISを結ぶ面と近い面で、比較的真っ直ぐに構えます。右肩だけを適度に前に丸めるイメー

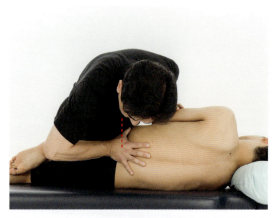

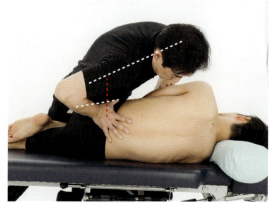

(図 8-38a) 上体を捻り過ぎると、右肩の下にコンタクトポイントが来てしまう

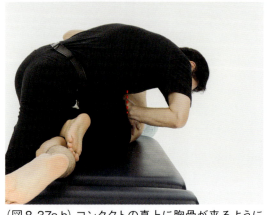

(図 8-37a,b) コンタクトの真上に胸骨が来るように構える

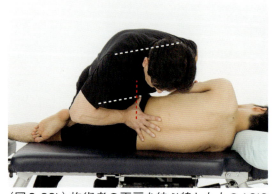

(図 8-38b) 施術者の両肩を結ぶ線と左右のASISを結ぶ線は平行に近くなる

ジです。結果として、上体に多少の捻れが生じることは問題ありません。しかし、イメージとしては、あくまでも上体を捻らずに右肩だけを前に丸めるようにします。(図8-38b)

もし、どうしても上体を捻ったほうが力を入れ易いというのであれば、その上体の角度で胸骨がコンタクトポイントの上に来るように、立ち位置を若干患者の下手の方に移動しなければなりません。その場合、ボディードロップで胸骨をコンタクトポイントに落とす効率が下がるので、少し腕を多く使う必要があるかもしれません。

5
コンタクトポイントとコンタクトの取り方

コンタクトポイントには、患者の骨のコンタクトポイントと施術者のコンタクトハンドのコンタクトポイントの二つがあります。それぞれのアジャストメントについて解説します。手から自信とやさしさを患者に伝える気持ちが大切です。

a. ティッシュスラックを取ることは意識しない

コンタクトを取る時に、コンタクトハンドが滑らないようにと皮膚のゆるみをしっかり取る、<u>ティッシュスラックを取る</u>という作業があります。しかし、ここではあまりそれを意識しません。ティッシュスラックを取ることを意識すると、コンタクトが強くなりがちです。目的がコンタクトが滑らないようにするということですので、ここでは手のひらを大きく使って密着させるため、コンタクトが滑ることを心配しなくていいのです。これが運命線コンタクトの利点でもあります。

AS腸骨のコンタクトは、運命線コンタクトではなくソフトパイシフォームですが、手のひら全体でトルクをかけるようにコンタクトするので、そのこと自体がティッシュスラックを取るようなものなのです。

b. 腰椎の棘突起へのコンタクト

腰椎の<u>棘突起は、非常に大きく、コンタクトポイントにこれ以上適した場所はない</u>という要素を持ってます。椎体のほぼ真後ろからやや下目という位置も、椎体を若干持ち上げて、後方から前方へ押すという目的に最も適してます。

大きく強い棘突起は、左右の回旋を調節するのにもテコの作用を利かせ易いサイズと位置にあります。触診も簡単で、確実にしっかりとコンタクトを取ることができるので、スラストの際にコンタクトハンドが滑ったりズレたりしにくくなります。(図8-39)

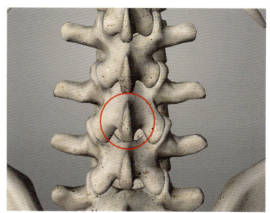

(図8-39) 棘突起は大きくて、コンタクトポイントとして最適

この大きな棘突起を、コンタクトハンドの<u>運命線コンタクト</u>で包むようにコンタクトします。<u>運命線コンタクトとは、手相の運命線上</u>にあり、手のひらで一番くぼんだポケットのような部分な

ので、**やさしく確実に棘突起を包み込むようにコンタクト**できます。これによって、手の中心で自由自在に思い通りの LOD にスラストができるイメージを持てます。(図8-40)(図8-41)

指と手のひらを大きく使い、やさしくペタリと患者に密着させることで、コンタクトハンドを安定させてぶれないようにします。コンタクトハンドの手のひらのベースを後ほど利用するので、そこも意識しておきます。

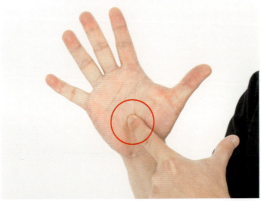

(図8-40) 手のひらの運命線コンタクトで棘突起を包み込むようにコンタクトする

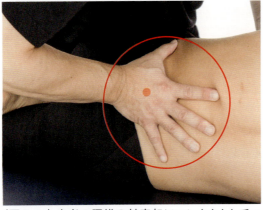

(図8-41) 患者の腰椎の棘突起にコンタクトしている様子

c. PI 腸骨のコンタクト

PI 腸骨のアジャストメントに使う**コンタクトポイントは、PSIS** です。PSIS は大きな突起です。腸骨を下から上に向けて、そして、後方から前方に向けてアジャストするので、**PSIS の下のほうの部分に、下から軽くすくい上げるようにコンタクト**します。(図8-42)(図8-43)(図8-44)

コンタクトハンドのコンタクトポイントは、**大きな PSIS を包み込むようにコンタクトする**ので、ここでも**運命線コンタクト**でやさしく、確実にコンタクトします。コンタクトの圧力が強いと関節を締めてしまい、アジャストメントが難しくなり

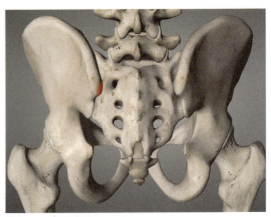

(図8-42) PSIS

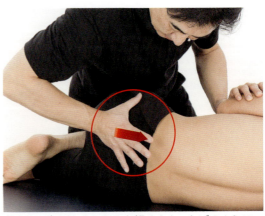

(図8-43) 下から PSIS を軽くすくい上げるようにコンタクト

腰椎骨盤のアジャストメント

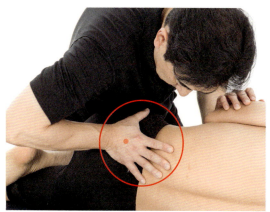

（図8-44）PSISを包み込むようにコンタクトし、手のひら全体を密着させる

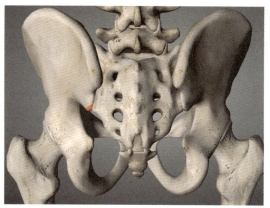

（図8-45）PIISはPSISの下の小さな突起

ます。**コンタクトのタッチは、軽いプレッシャーで取るのがコツです。**

ここでも手を大きく使い、やさしくペタリと手全体を患者に密着させて、コンタクトを安定させてぶれないようにします。

d. AS腸骨のコンタクト

AS腸骨のコンタクトポイントはPIISを使います。PIISはPSISのすぐ下に位置して、仙腸関節面の一番下の部分の真後ろに位置します。PSISに比べると、かなり小さめの突起となります。**仙腸関節の動きの支点とPIISとの距離が短いので、アジャストの際にテコの作用を利用しにくくなりますが、**アジャストする関節のすぐ後ろにダイレクトにコンタクトできるのは利点です。（図8-45）（図8-46）

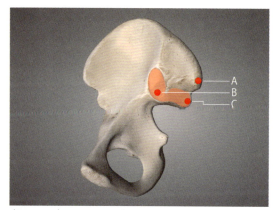

（図8-46）A:PSISの高さ、B:仙腸関節の動きの軸の高さ、C:PIISの高さ

コンタクトハンドでは、運命線コンタクトを取るのは難しいので、**ソフトパイシフォームという豆状骨の少し上の柔らかい肉のパッドの部分で**コンタクトします。（図8-47）

AS腸骨のコンタクトの取り方は独特で、ア

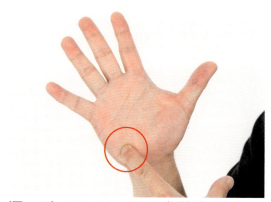

（図8-47）ソフトパイシフォーム（豆状骨）コンタクト

ジャストメントの成否を大きく左右する非常に大切なものです。コンタクトを取る時は、**「腸骨をASからPI方向に回転させるイメージ」でトル**

145

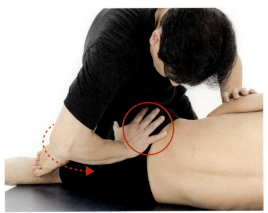

（図8-48a）AS 腸骨のコンタクトを取る時は、肘を大きく張り出し、指先が自分の方を向くような位置から開始

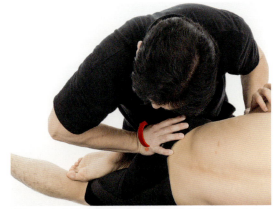

（図8-48b）肘を絞るようにして、手を捻りこむようにトルクをかけてコンタクトする

クをかけながらコンタクトするのが特徴であり、とても大切なポイントです。

コンタクトを取る時は、**最初に、肘を思い切り大きく前に張り出して、指先が自分の方を向くぐらいの位置からコンタクトを取り、右手を時計回りに回転させるようにトルクをかけて、コンタクトハンド全体で殿部をつかむようにしてコンタクトが緩まないようにします。**（図8-48a,b）

e. 仙骨底の後方変位へのコンタクト

触診でも使った、仙骨の **S2の隆起をコンタクトポイント** として使うので、とてもわかり易いです。（図8-49）（図8-50）

コンタクトハンドではここでも **運命線コンタクト** を使って、S2の隆起を包むようにコンタクトします。**手のひらベースをはじめ、手全体を柔らかくペタリと患者に密着させる**ことで、コンタクトがズレないようにします。（図8-51）（図8-52）

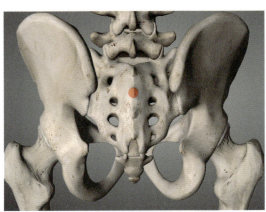

（図8-49）S2の隆起は比較的大きくわかり易い

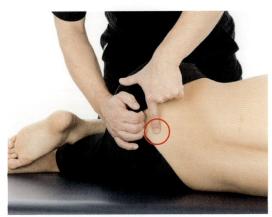

（図8-50）指先でS2の隆起を指差す

腰椎骨盤のアジャストメント

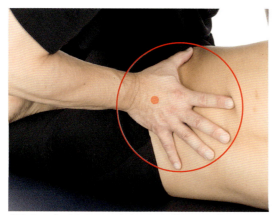

（図 8-51）S2 にコンタクトした手のアップ

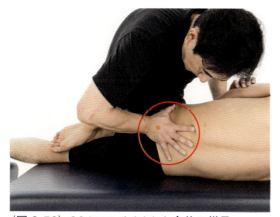

（図 8-52）S2 にコンタクトした全体の様子

6
サポートハンド

　腰椎、骨盤のアジャストメントのサポートハンドは共通しています。患者が**胸の前で組んでいる左右の腕が交差する、手首に近いところをサポートハンドで支えます**。患者の手首をつかむというより、握らずに支えるイメージです。患者の腕時計やブレスレットは、邪魔になるので外してもらいます。**腕を組む位置が低いと、圧力がみぞおちや肋骨に入るので患者が緊張してしまいます。患者の胸骨の前で、腕を組むようにします**。ただし、女性患者は、胸がセンシティブなので十分注意して快適な位置を決めます。

　この時に、注意しなければならないのは、アジャストメントの際に、サポートハンドが強過ぎて患者の肋骨に痛みを与えないようにすることです。あくまでもサポートハンドは、スラストの勢いを受け止めるのに**必要最低限の力**で支えます。**スラストにタイミングを合わせて、**その時だけ力を入れて支えるようにします。（図 8-53）（図 8-54）

　まず、しっかりとサポートハンドの位置を確認したら、**力を一度抜く**ことです。ガチガチに力の入ったサポートハンドは、患者を緊張させてしまいます。柔らかく支えておいて、タイミングよくキュッと力を入れることが大切です。サポートハンドの負担を少なくするためにも、丁寧に

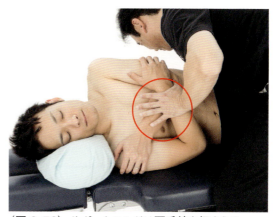

（図 8-53）サポートハンドは両手首を押さえる

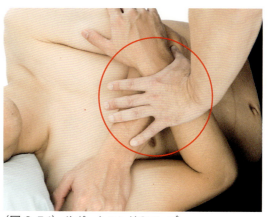

（図 8-54）サポートハンドのアップ

腰椎骨盤のアジャストメント

患者のポジショニングをして、患者の体をより安定させておくことが重要です。

例外として、**AS腸骨の場合**は、セットアップの際に腸骨に下に向かってトルクをかけていくので、サポートハンドである程度**しっかり支えていないと**テーブルから落ちそうになってしまいます。ゆえに、他のアジャストよりは、サポートハンドが活躍します。それでもやはり、力が強過ぎると患者の体に力が入りますので、バランスよくポジショニングしてセットアップすれば、サポートハンドの仕事が楽になるはずです。

共通して言えることは、サポートが弱過ぎれば、スラストの力で患者の体をロールさせ過ぎて、せっかくのスラストの力が吸い込まれてしまったり、患者がバランスを崩してテーブルから転げ落ちそうになってしまったりします。スラストの力を「アジャストするセグメント」に効率よく伝えるためには、その他の部分は**しっかりと固定**されていなければなりません。

しっかり正確なサポートは、「張り」をキープするのに大切な役割を果たしているのです。強過ぎてはいけませんが、スラストの力に負けないことも大切です。

7
患者をロールする

アジャストメントのために、テンションを取ってスラストをする時の形を作ることをセットアップといいますが、このセットアップで特に大切なステップが患者のロールです。

これは、コンタクトポイントを施術者の胸骨の下に持ってくるという作業なので、施術者も積極的に患者のコンタクトポイントの上に上体をかぶせていきます。自分が上体を大きくかぶせていけば、その分患者をロールする量は少なくて済みます。ロールが少なければ、腰の「張り」を逃す危険も少なくなるし、患者もリラックスし易いです。このロールとかぶりの頃合が大切です。ここで患者をロールする時に、とても大切なポイントが二つあります。

一つ目のポイントは、タックインで作った腰の「張り」を逃がさず、さらに「張り」を作っていくように、腰椎から骨盤にかけてわずかに屈曲させるようにして、**「背骨を引き伸ばすようにロール」**させることです。これによって、関節を**オープンパック**にできます。

この大事な仕事は、コンタクトハンドで患者をロールしながら行います。そのために大切なことは、コンタクトハンドはコンタクトポイントから一旦外して、あえて**「アバウトなコンタクトハンド」**することです。これは本当にとても大切なことです。(図8-55)

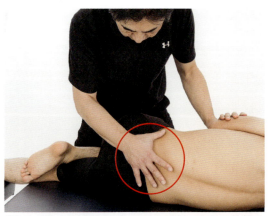

(図8-55) アバウトなコンタクトで楽に患者の骨盤をコントロールする

腰椎骨盤のアジャストメント

　ここで正確なコンタクトをキープすることにこだわり過ぎて、コンタクトハンドで強く押すように患者をロールしたり、患者を大きくロールし過ぎたりして、タックインのグリップを失い、腰の「張り」を逃がしてしまうとロールが上手くいきません。

　コンタクトは、後で正確に取り直すので、ここでは右手の役割は患者の体を上手くコントロールしてロールすることに集中します。患者をロールする時に、コンタクトハンドの手のひらのベースを使うと、腰椎から腰仙移行部をわずかに屈曲させながら背骨を引き伸ばすことがイメージできます。(図 8-56) (図 8-57)

　二つ目のポイントは、90 度のロールです。患者の腰全体を面として考えるのなら、その面がテーブルに対して垂直の 90 度前後が理想的です。これは、腰の「張り」をキープすることと、患者をリラックスさせることに役立ちます。そして、腰椎の部分の 90 度のロールをキープしたまま、さらに骨盤だけわずかにロールします。このことによって骨盤を固定し易くなり、結果として腰の面をテーブルに対し 90 度にキープし易くなります。(図 8-58)

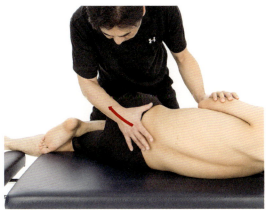

(図 8-56) アバウトなコンタクトで患者の腰椎をわずかに屈曲させながら骨盤を引き伸ばすようにロールする。手のひらのベースを使って行うとイメージが出る

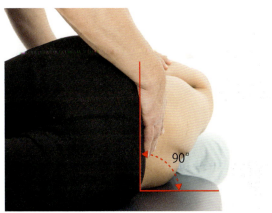

(図 8-58) 患者の腰部がテーブルと 90 度ほどになる位置

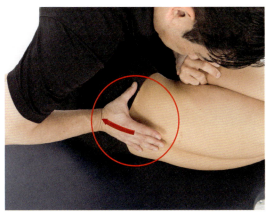

(図 8-57) 手のひらのベースを使って骨盤を引き伸ばす様子のアップ。指先が浮いてベースを使っている

　それ以上ロールすると、骨盤がテーブル面で滑り始めて、「張り」が逃げて腰が反るように伸びていくのです。この 90 度のロールに合わせた施術者のかぶり具合が必要となります。ロールし過ぎると、患者の体の捻れも強くなるし、サポートハンドにも力が入り、患者の肋骨にも圧力がかかります。患者はリラックスすることが難しくなります。

　AS 腸骨の場合は、患者のロールも少し違います。施術者は伸び上がるようにして、患者の

腰椎骨盤のアジャストメント

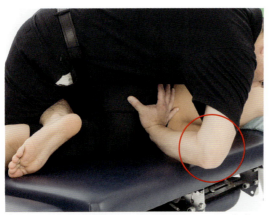

（図8-59a）ＡＳ腸骨のアジャストメントでは、患者に思い切り思い切り大きく覆いかぶさり、肘を外に張り出して指が自分の方を向くようにコンタクト

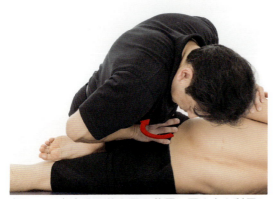

（図8-59b）自分の体を元の位置に戻す力を利用して、コンタクトハンドで時計回りのトルクをかけながら、お腹の下に引き付ける

向こう側に行くつもりで思い切り大きく覆いかぶさります。その<u>自分の体を元の位置に戻す力を利用</u>して、コンタクトハンドで<u>時計回りにトルクを強くかけ</u>ながら、<u>骨盤を引き寄せるようにロール</u>します。（図8-59a,b）（図8-60a,b）

　トルクをかけることで、腸骨をASからPI方向に回転させる力を仙腸関節にかけて関節を開き、**オープンパック・ジョイント**を作ります。AS腸骨では、骨盤までしっかりロールさせてお腹の下に引きつけることをより意識します。ここが大切なポイントです。しかし、タックインのグ

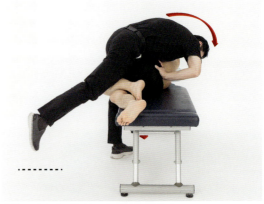

（図8-60a）患者に大きくかぶさる

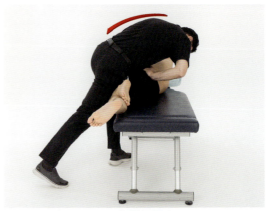

（図8-60b）体を元の位置に戻す

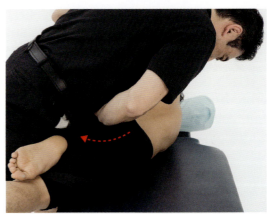

（図8-61）AS腸骨のロールは骨盤までしっかりロールしていく

リップが滑って解けないように気を付けます。（図8-61）

腰椎骨盤のアジャストメント

8
骨盤の固定とコントロール

ここでは、せっかくロールで作った腰の「張り」を逃がさないように、患者の**「骨盤の固定」**をします。**施術者は、自分の腹部で患者の骨盤を押さえて固定**します。これで「張り」を逃がさないようにキープします。(図 8-62a,b)

両手を離しても大丈夫なくらいしっかりと固定します。お腹で骨盤を前後に揺らすように、軽くロールできるぐらいコントロールできるようにします。これでサポートハンドもコンタクトハンドもリラックスできます。患者もリラックスでき

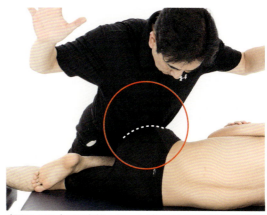

(図 8-62c) 両手離しで、お腹だけで骨盤を前後にロールできるようにする

ます。患者や施術者の体のサイズの関係で、腹部のどこを使うかは変わります。みぞおちの直ぐ下であったり、へその辺りである可能性もあります。(図 8-62c)

仙骨のアジャストメントでは、腹部で左の腸骨を固定し、テーブル面で右の腸骨を固定し、その間の仙骨だけを射抜くように、アジャストできるようにします。

AS腸骨の場合は、トルクを決して緩ませず、**施術者のお腹より、さらに下のへその下に捻じこむようにコンタクトポイントを持ってきて、そこに、体重を乗せて骨盤を固定**します。一旦しっかり固定すれば、コンタクトハンドが少々緩んでも、余裕を持ってまたすぐ取り直せます。(図 8-63)

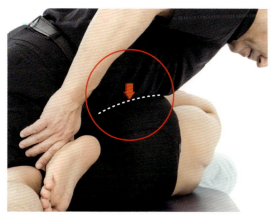

(図 8-62a) お腹で患者の骨盤を自由にコントロールする

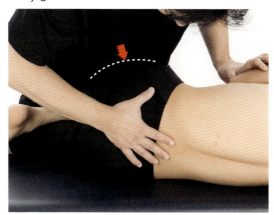

(図 8-62b) お腹で患者の骨盤を押さえてコントロール

しっかりと骨盤を固定し、コントロールするためには、**大きな患者には大きく構え、小さな患者には小さくなって構える**ようにします。また、体が柔らかくてスラストの力をグニャッと吸い込んでしまうような患者は、特に骨盤をしっかり固定して「張り」を絶対に逃さないようにします。

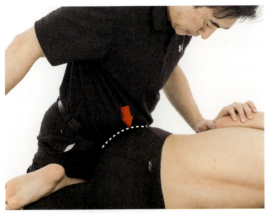

(図8-63) ＡＳ腸骨のアジャストメントでは、へその下で患者の骨盤を抑え込むようにして固定する

9
LOD(Line of Drive)

LOD（Line of Drive）は、アジャストする骨を目的の方向へ動かすためには、最も大切なコンセプトです。正確なLODが、正確なアジャストメントにつながりますし、アジャストメントの成否にもつながります。腰椎のアジャストメントのLODは、リスティングなどによって変化します。

ここで注意しなければならないのは、ガンステッド・リスティングの表記でL4のPLSと表しても、そこには様々なPLSが存在するということです。これからアジャストしようとしているサブラクセイションにとって、回旋、側屈、後方変位、またはフィクセイションなど、どのコンポーネントが一番重要なのかをしっかりと認識してイメージを持たなければなりません。一番大切なコンポーネントを中心としてLODをイメージし、しっかりとアジャストすることが、アジャストメントのクオリティーを上げることにつながります。

a. 腰椎のアジャストメントのLOD

棘突起にコンタクトして、腰椎をアジャストする上で大切なLODを解説します。サブラクセイションのリスティングによって、LODが変わります。基本的には、患者のポジショニングをする時に、**オープンウェッジのサイド**を上にします。

例えば、L4をアジャストする時に、そこに、わずかでも側弯が存在するとします。弧の外側が左にあれば、左にオープンウェッジがあるので、左を上にして患者をポジショニングします。ボディードロップの力によって、自然にオープンウェッジが閉じる方向に力がかかるという理論です。

次に考慮するのが、回旋です。棘突起が左に回旋してる場合は、ガンステッドのリスティングで言えば「PLS」となります。この時は、棘突起を右方向に回旋させるベクトルを、後方から前方に押すP-Aのベクトルに加えて、LODを計算します。どれぐらい回旋を強く取りたいかで、このベクトルは微妙に変わります。

このベクトルに、施術者の肘からコンタクトポイントを結ぶラインを一致させて、その方向にスラストするのです。ベクトルに合わせるために、**肘の位置を変えて対応する**ことがポイントです。時に、オープンウェッジをさらに操作す

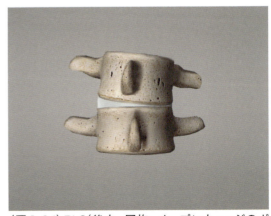

(図8-64) PLS(後方、回旋、オープンウェッジのポジション・イメージ)

腰椎骨盤のアジャストメント

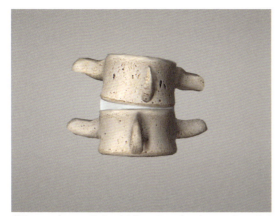

（図 8-65）PRI 後方、回旋、オープンウェッジのポジション・イメージ）

るために、コンタクトハンドでトルクをかけます。まず基本的なシンプルなアジャストメントがしっかりとできるようになれば、応用は簡単です。（図 8-64）

　それでは逆に、棘突起が右に回旋している時は、どう**「考える」**かというと、ベクトル計算に棘突起を右から左方向へ押すベクトルを加えます。ガンステッドのリスティングでは**「PRI」**ということになります。乳頭突起にコンタクトする方法もありますが、ここでは乳頭突起ではなく、**棘突起**にコンタクトします。（図 8-65）

　難しいことは何もありません。先ほどと同様に、自分がはじき出した **LOD に肘とコンタクトポイントを結ぶ線を合わせれば良い**のです。<u>肘を少し大きく外に張り出し、患者のロールを若干多めに取り、自分も大きく患者にかぶさることで、棘突起を右から左へ回旋させる LOD に合わせる</u>ことができます。（図 8-66）

　解剖学で見ると、腰椎の椎間関節は矢状面ですので、回旋はかなり制限された動きです。上下の二つの腰椎間の回旋の可動域は、わずか **2 度**しかありません。サブラクセイションを起こしたとしても、隣り合った椎骨との間での回旋のミスアライメントはごくわずかということです。その 2 度の回旋を矯正するためのベクトルというものは、多めに見積もったとしても、そんなに P-A (後方から前方) の真っ直ぐのベクトルから外れていないはずです。

　もし、回旋中心のアジャストをしたい場合には、別のアジャストメント方法を用いることもできます。多くの腰椎のアジャストメントにおいての最も大切なベクトルは、P-A です。まずは、そのベクトルでしっかりアジャストすることがで

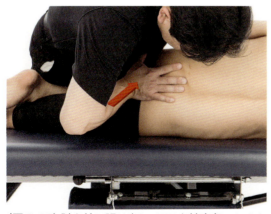

（図 8-66）肘を外に張り出し、PRI を棘突起コンタクトでアジャストする LOD

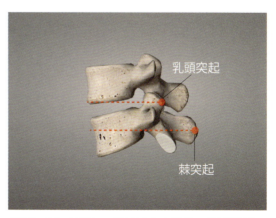

（図 8-67）棘突起、乳頭突起と椎体の位置関係

きるようにします。そのためには、**乳頭突起より椎体の真後ろにある大きな棘突起の方が目的に合っています。**（図 8-67）

b. PI 腸骨のアジャストメントの LOD

PI 腸骨のアジャストメントでは、PSIS を後方から前方、そして、下方から上方へ押すのですが、実際は、**後方から前方の P-A のベクトルが中心**です。それは、コンタクトポイントの PSIS と仙腸関節との位置関係を見るとわかります。

PSIS は仙腸関節の上端の高さに位置します。そのため、PSIS を真っ直ぐ後ろから押せば、腸骨は仙腸関節の動きの軸を中心に後方から前方、そして、下方から上方に動くことになります。（図 8-68）

より下から上へのベクトルを増やしたいと判断した場合は、そのようにベクトルを微調整すればいいのです。しかし、あまりにも下から上へのイメージが強過ぎると、コンタクトハンドが上滑りするので注意します。

ガンステッド・リスティングの EX や IN のように、腸骨の外旋、内旋を LOD に考慮する場合は、コンタクトハンドの指の方向でベクトルを調整します。ガンステッド・リスティングでは、PSIS の位置を基準に表現しますので、PSIS が外側に変位しているものを EX で表します。しかし、実際は腸骨全体を基準にした場合は、腸骨は内旋していることなので、表現が混乱し易くなるかもしれません。大切なことは、触診によって得たサブラクセイションの状態を 3D のビジュアルイメージで持ち、LOD を決めることです。

PIEX の場合は、PSIS を内側に押すようにアジャストしたいので、コンタクトハンドの指

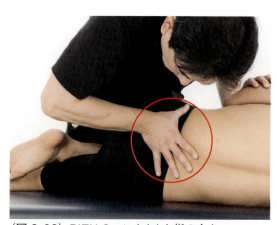

（図 8-69）PIEX のコンタクトと指の向き

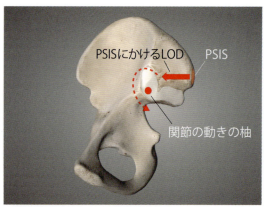

（図 8-68）PSIS と仙腸関節の動きの軸との位置関係と LOD

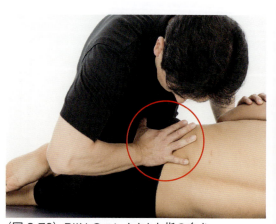

（図 8-70）PIIN のコンタクトと指の向き

がL5の方を向くような斜めの角度になります。逆に、PIINの場合は、コンタクトハンドの指が腸骨稜の方を向いて外側に向くことになります。その角度は、腸骨の回旋をどれだけ多くLODのコンポーネントとして考えるかによって変わってきます。コンタクトハンドの角度を調整することで、無理なくLODをコントロールできます。(図8-69)（図8-70）

c. AS腸骨のアジャストメントのLOD

AS腸骨のアジャストメントでは、PIISにコンタクトして、コンタクトハンドのトルクを強く使って、腸骨を後方へ回すように動かすイメージでアジャストします。スラストのLODとしてイメージするのは、患者の曲げた方の脚の腿、ここの例では、左脚の大腿骨に沿ったLODをイメージするとアジャストメントが上手くいきます。(図8-71)

AS腸骨のアジャストメントでは、EXやINといった回旋の調整は難しく、まずは基本となるシンプルなASのアジャストメントを習得します。ASのアジャストメントが自由自在にできるようになれば、スラストする時に肘の位置を調整することでLODを変えて回旋のコンポーネントもある程度は調整できるようになりますが、難易度は少し高くなります。

d. 仙骨底の後方変位のアジャストメントのLOD

ここでのLODは非常にシンプルで、S2にコンタクトして仙骨底面の角度を意識して、それをLODとします。仙骨でのトルクをかけて傾きをアジャストすることはありますが、ここではシンプルに後方から前方、P-Aに仙骨底面の角度に沿ってLODを考えます。(図8-73)

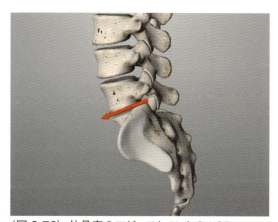

（図8-73）仙骨底のアジャストメントのLOD

e. LODの微調整

コンタクトハンドでは、常に関節での抵抗感を触診しています。そして、その触診によって最も抵抗感を感じる方向にLODを微調整し、最終的なLODを決定します。

LODのベクトル計算などというと、頭が混乱してしまう場合もあるかもしれません。最終的にはこのような手の感覚を信頼し、3Dのイメージで、アジャストしたいセグメントのサブラクセイションを頭の中でイメージします。それを正しい位置に動かすには、コンタクトポイントにどうやってコンタクトして、どの方向にスラストすれ

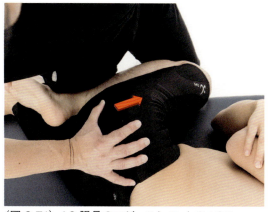

（図8-71）AS腸骨のアジャストメントのLOD

ばいいかをビジュアルでイメージすることです。そう考えたほうが、施術者の体は自然にスムーズに動くものです。しかし、理論的に考えられることやリスティングなどの言葉で表せることは大切なことです。

10
テンション

テンションのコンセプトは、別章ですでに説明しましたが、スラスト前の最後のステップです。テンションの作り方の上手さが、アジャストメントの上手さの大きな要素でもあります。腰椎、PI腸骨、そして、仙骨底のアジャストメントのテンションの取り方のコンセプトは同じです。AS腸骨だけ、少し違いがあります。

a. 腰椎、PI腸骨、仙骨底のアジャストメントのテンションの取り方

この三つのアジャストメントのテンションの取り方は共通しています。

① 「手首を伸展」させるテコの動きでコンタクトポイントをLODに向かって微妙に押し込んで、関節にオープンパックを保ったまま適度の圧力をかけるイメージを持ちます。
② 体重をコンタクトポイントに向かって微妙にかけます。（図8-73a,b,c,d）

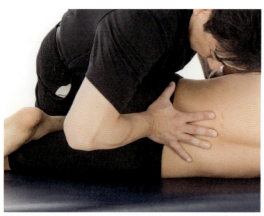

（図8-73a）コンタクトを取ってセットアップが完成したが、テンションはまだ取っていない状態

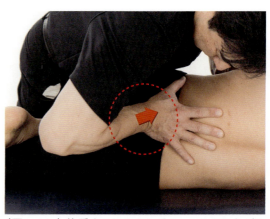

（図8-73c）体重をコンタクトポイントにかけながら手首を伸展させてテンションを取った状態

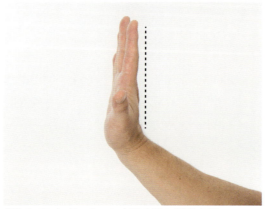

（図8-73b）テンションを取る前の手首の形

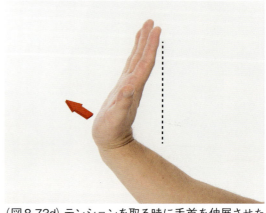

（図8-73d）テンションを取る時に手首を伸展させた形

この二つの動きはいずれもわずかな力です。圧力が強過ぎると腰の「張り」逃がしたり、開いている関節を締めてしまいます。

b. AS腸骨のアジャストメントのテンションの取り方

①「手首を伸展」させるテコの動きで、コンタクトポイントをLODに向かって微妙に押し込む。これに右手なら時計回り、左手なら反時計回りの「トルク」を加え、仙腸関節を開くイメージを持ちます。(図8-74a,b,c,d)

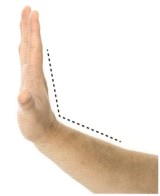

（図8-74c）テンションを取る前の手首の形

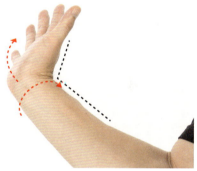

（図8-74d）トルクをかけながら手首を伸展させてテンションを取る

②体重をコンタクトポイントからLODに向かってより積極的にかけます。(図8-75)

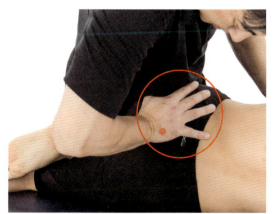

（図8-74a）AS腸骨のアジャストメントのコンタクトを取った状態

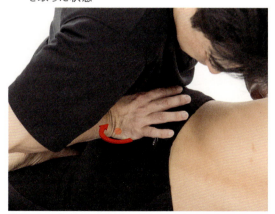

（図8-74b）手で時計回りにトルクをかけてテンションを取る

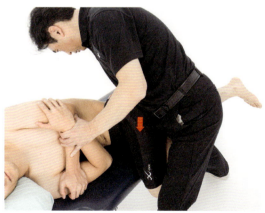

（図8-75）LODに向けて体重を軽くかけるようにしてテンションを取る

11
腕のスラストとボディードロップ

セットアップをしてテンションを取ったら、腕のスラストとボディードロップを組み合わせてアジャストするわけですが、この組み合わせのバランスは、施術者の体のサイズや腕力とスピード、患者の体のサイズや関節の柔軟性、イメージしたアジャストの強さや深さなど色々な要素で微妙に変わってきます。

腕からのスラストは、**スピードと器用さ**に長けていて「切れ」を生みます。ボディードロップは、より**パワー**を捻出できます。自分がイメージするアジャストメントをしっかり描ければ、自然とこのバランスもイメージできるはずです。

ここでも、AS腸骨のスラストとドロップは、若干他のアジャストメントとは違いがあります。

a. 腕のスラスト

腕からのスラストは、大きく分けて**肩と肘、手首の三つの動き**が重なることでスピードが増します。実際のアジャストメントの時のスラストの振り幅は、小さなものです。

スラストの始動は、突然に驚いた時に体が**ビクッ**とするような質の動きに似ています。肘から手のコンタクトポイントを結ぶ線とLODを重ね合わせてスラストします。スラストしたら、一瞬でいいのでホールドします。

①大胸筋を使って肩から上腕を動かす

大胸筋を使って肩から上腕を動かす動きが、腕のスラストの一番中心の動きになります。力があり、スラストの軌道をコント

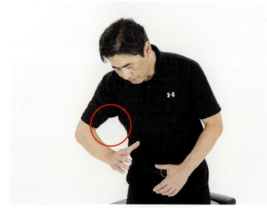

（図8-76a）大胸筋の動きの始動前

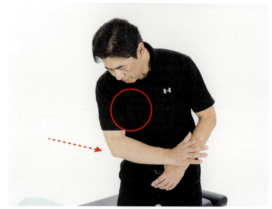

（図8-76b）大胸筋の動きのフィニッシュの形

ロールします。この動きを**スラストの始動**としてイメージします。キュッと大胸筋を収縮させるように動かします。(図8-76a,b)

②肘を伸ばす動き

LODに沿って正確な方向に**肘を伸ばす動き**は、ごく小さなものですが、この動きがないとボディードロップに腕のスラストが負けて、肘が折れ曲がってしまいます。ボディードロップに腕のスラストが負けないために大事なものです。(図8-77a,b)

③手首をさらに伸展させる動き

手首をさらに伸展させる動きは、とても小さな動きですが、コンタクトポイントに力

腰椎骨盤のアジャストメント

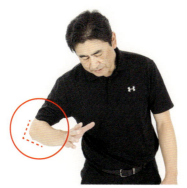

（図 8-77a）大胸筋の動きに加え、肘を伸ばす動きの始動前

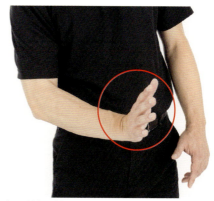

（図 8-78b）手首の伸展の動きのフィニッシュの形

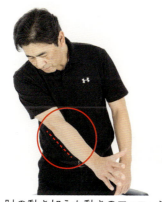

（図 8-77b）肘の動き加えた動きのフィニッシュの形

④ AS 腸骨のアジャストメントではトルクが大切

手首の伸展とともに、トルクをかけながらスラストするイメージになります。トルクの方向は、右手でコンタクトする場合は時計回りで、左手の場合は逆に反時計回りです。（図 8-79a,b）

を集中させて押し込むために大切な動きです。アジャストメントの**切れとスピードアップ**に役立ちます。手首は器用な部位なので、上達とともに色々なアレンジを加えることもできます。(図 8-78a,b)

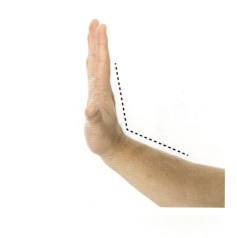

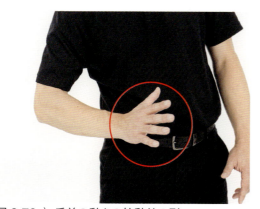

（図 8-78a）手首の動きの始動前の形

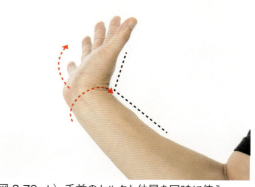

（図 8-79a,b）手首のトルクと伸展を同時に使う

159

腰椎骨盤のアジャストメント

スラストの始動前まで軽く開いていた右脇を、肘を絞るような動きで閉めていくようにスラストします。素早く、スピードのあるスラストを生みます。(図8-80a,b)

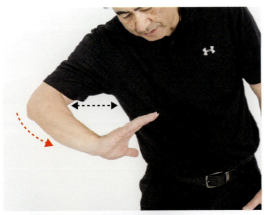

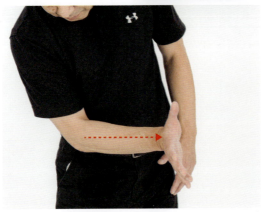

(図8-80a,b) 軽く開いていた脇を締める動きと、肘を絞るように動かす二つの動きを組み合わせる

b. 腰椎、PI腸骨、仙骨底のアジャストメントのボディードロップ

基本的な腰椎骨盤のアジャストメントのボディードロップは、大きく分けて二つのパートから成り立っています。パワーとスピードの両方を演出するのにどちらも大切なものです。重力を上手く利用して患者の上に自然に落ちていくイメージができると、リラックスしてスピードのあるボディードロップが可能になります。

ボディードロップの際に、セットアップで下腹部で骨盤を固定している状態のままからドロップできれば、「腰の張り」を逃がすことがなくアジャストできます。特に柔軟性があったり、アジャストするのが難しい患者の場合は大切なポイントになります。

①膝を曲げる下半身からのドロップ

前脚に体重を乗せて膝を曲げることによって、自然に体がバランスを失いドロップする重力を利用したものに、後ろ足で床を蹴ることで力を少し加えます。(図8-81a,b)

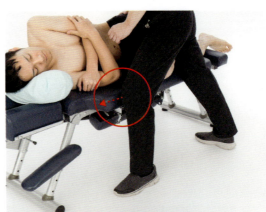

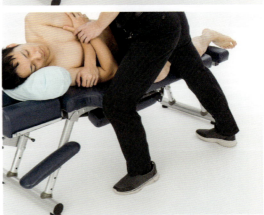

(図8-81a,b) 左膝をテーブルの縁に沿わせて滑らせるように曲げる

前脚でテーブルに寄りかかって、縁に沿って膝を滑らせるように膝を曲げていくことで、体重が患者のコンタクトポイントの上にかけ易くなります。まるで前のめりに倒れていくようなイメージです。

絶対に、施術者自身のお尻のほうへドロップしていってはいけません。体重をコンタクトポイントに向けてかけることでパワーが生まれます。

前脚の膝をスムーズに曲げるためには、**膝と足首の位置関係**が重要で、膝が足首より少しでいいので前に出ていることが基本です。(図8-82)

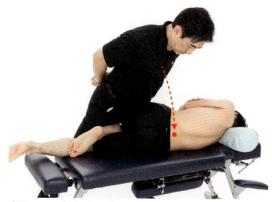

(図8-83a) 自分の胸骨をダイレクトにコンタクトポイントに落としていくようにする

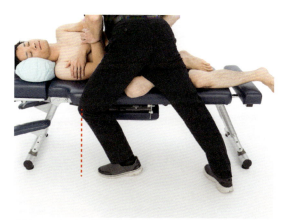

(図8-82) 膝が足首より前に出ていることで膝を曲げ易くなる

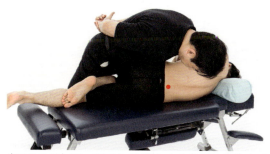

(図8-83b) 真っ直ぐお辞儀をするように上体をドロップする

②上体を前に折るドロップ

上体をお辞儀をするようにウエストから前屈させる動きで、胸骨をコンタクトポイントにめがけて倒していきます。上体のドロップ幅も個性がでますが、幅が小さいほうが下半身からのドロップや腕のスラストとタイミングを合わせ易くブレも少ないです。逆にドロップの振り幅が大きいと、よりパワーを出すことができます。(図8-83a,b)

施術者と患者の体のサイズにもよりますが、**みぞおちや腹部、または胸が患者の体に当たるようにドロップ**します。患者の体を**潰すようなイメージ**でもいいかもしれません。ボディードロップのスピードはこの動きから出ます。

始動に重力を利用して、リラックスして落ちるように上体を倒していくとスピードが出ます。実際には、スラストする腕がつっかえ棒のように働くので、ボディードロップが患者に強くぶつかることはありませんが、その気持ちが大切です。

c. AS腸骨のアジャストメントのボディードロップ

　AS腸骨のアジャストメントにおいてのボディードロップは独特で、他の腰椎骨盤のアジャストメントではやってはいけないことを積極的にやっていきます。

①お尻を横に振る下半身のドロップ

　腰椎骨盤では、前のめりに患者の上に倒れるようにドロップしていきましたが、AS腸骨のアジャストメントの場合は、<u>施術者のお尻を上手方向、ここでは、左方向に横にスライドさせるように振り</u>ながら、さらにお尻の方へドロップします。(図8-84a,b)

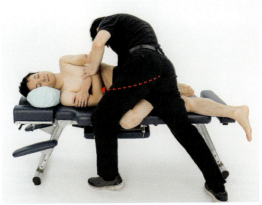

（図8-84a）AS腸骨のアジャストメントの下半身のドロップはお尻を左に振っていくように行う。ドロップ前の状態

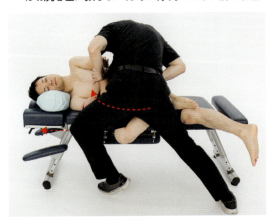

（図8-84b）ドロップした後

　この時に、後ろにバランスを崩さないようにするために、踵に体重をかけ過ぎないようにします。

②上体を前に折るドロップ

　上体のドロップは、他の腰椎骨盤のアジャストメントと同様ですが、ドロップの振り幅はかなり小さいです。下半身がお尻のほうへドロップするので、施術者の上体が患者の体に当たるようなイメージはあまりありません。(図8-85a,b)

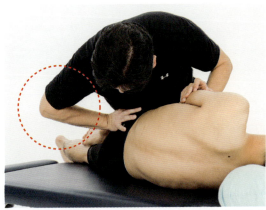

（図8-85a）開いている右脇をドロップと同時に締めるようにし、右肘を絞って上体をドロップする。ドロップ前の状態

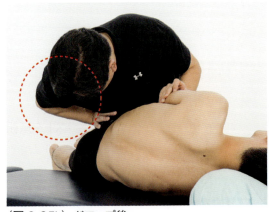

（図8-85b）ドロップ後

d. 腕のスラスト、ボディードロップ、サポートハンドのバランスとタイミング

スラストやボディードロップをより効果的にするためには、バランスとタイミングが重要になります。これを自由に状況に合わせて使い分けられるようになると、上級者と言えます。まずは、基本的なバランスとタイミングを考えて実行できることが大切です。

そして、それに合わせて上手くサポートハンドを使うことによって、スラストやボディードロップの力を逃がさず、効率的にコンタクトポイントに伝えることができます。

①腕のスラストとボディードロップのバランスを考える

腕のスラストは、よりスピードに長け、ボディードロップは、パワーに長けています。もちろん腕のスラストだってパワーはあるし、ボディードロップにもスピードはあります。

パワーよりもスピードを重視したい場合は、ほとんど腕のスラストだけで、スパッと素早いスラストでアジャストすることもあります。

時には、ボディードロップのパワーを上手く利用して、それ程腕のスラストを頑張らなくても楽にアジャストできることもあります。

また、大きな患者をアジャストするのによりパワーが必要な場合は、スラストとボディードロップの両方をフルに利用しないといけません。

まずは、スラストとボディードロップをバランスよく両方とも使うことから始めます。

②腕のスラストとボディードロップのタイミング

ボディードロップは、腕のスラストの**後ろ盾**をするような役割があって、頼もしい存在です。この二つは、タイミングを合わせて同時に使います。

腕のスラストがボディードロップに遅れを取ると、肘がはじき出されるように腕が負けて、右肩が後方へ押しやられ、腕のスラストができなくなります。腕がボディードロップに負けないように<u>右肩を前方に丸める</u>ようにした上で、タイミングを合わせることが大切です。(図 8-86a,b)

また、スラストで**シュッと肘を伸ばす力**がないと、ボディードロップに負けて肘がグニャッと屈曲してしまい、スラストがまったくできなくなります。右肩を前に丸めた位置とタイミング、そして肘を伸ばす力が上手く合うと効率よく腕のスラストのパワーを

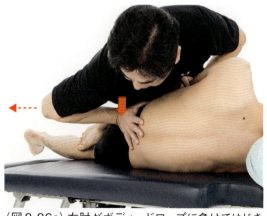

(図 8-86a) 右肘がボディードロップに負けてはじき出されて右肩が前に落ちた状態

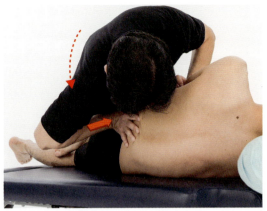

（図 8-86b）右肩を前に丸めて腕がボディードロップに負けていない状態

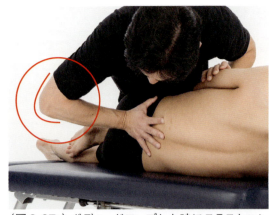

（図 8-87a）ボディードロップした時にスラストハンドの肘がグニャッと曲がってしまう状態の連続写真。スラスト前

捻出することができます。(図 8-87a,b)

③サポートハンドとのタイミング

スラストとボディードロップにタイミングを合わせて、サポートハンドでしっかり患者の上体を支えて、スラストとボディードロップの力をコンタクトポイントで受け止めるイメージが大切です。

せっかくスラストをしても、患者の体が、その力でゴロンとロールしてしまうと、コンタクトポイントに局所的に集中して力をかけていないことになります。まさに、**「暖簾に腕押し」**状態で、アジャストしたいセグメントにではなく、体全体に力がかかってしまっています。

ロールの量が多いほどサポートハンドの負担が大きくなり、ロールの量が少ないとサポートハンドは楽になります。それは患者の快適さにもつながります。また、**施術者の腹部での患者の骨盤の固定**がしっかりしていれば、サポートハンドの力はその分小さくて済みます。

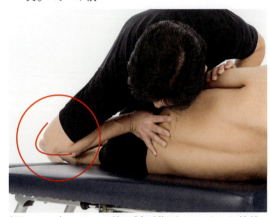

（図 8-87b）スラスト後に肘が曲がってしまった状態

イメージとしては、**スラスト、ボディードロップ、そして、サポートハンドの「三つの力」が施術者の胸骨の前で同時に一つに合わさる感じ**です。その時に、最も効率的に力を一点に集中してかけられることになります。(図 8-88a,b)

腰椎骨盤のアジャストメント

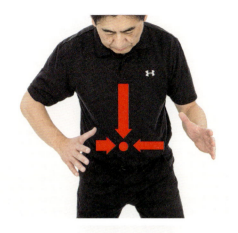

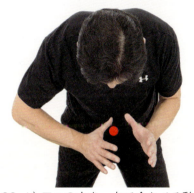

(図 8-88a,b) 三つの力を一点で合わせる動きの練習の連続写真

12 セットアップからアジャストメントの流れ

腰椎骨盤のアジャストメントにおいて、患者をポジショニングして、それに対して構えてからテンションを取るというセットアップが上手くできていないのが原因でアジャストメントが上手くいかない場合が多いです。セットアップが悪ければ、いくら一生懸命にスラストしてもアジャストメントが上手くいきません。どうして上手くいかないのか、よく考えて原因を探ることです。そのためにも、ここで解説するポイントをよく理解して、考えて、活用することが大切です。

わかり易いように、患者をポジショニングするところからテンションを取りスラストするまでの流れを、ここでアジャストメント別に解説しなおしていきます。

ここまで、「考える」ことを一つのテーマとして解説してきました。ただマニュアル的に患者にこの角度で向かい合って、これぐらいロールしてと説明しても、患者の体も施術者の体も様々ですから、上手くいくとは限りませんし、対応力もないです。「考え方」を知っておけば、その状況に適したセットアップができるので、アジャストメントも上手くいくようになります。

a. 腰椎のセットアップからアジャストメントの流れ

①患者のポジショニングとタックイン

患者を側臥位でポジショニングしたら、しっかりとタックインをし、骨盤の安定と腰椎の「張り」を作ります。(図 8-89)

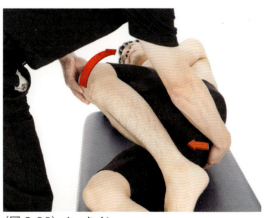

(図 8-90) タックイン

②左肩の安定

患者の下の手、右手を施術者の左手で自分の方へ軽く引っ張り、肩をしっかり安定させるとともに背骨にさらに「張り」を作ります。(図 8-90)

腰椎骨盤のアジャストメント

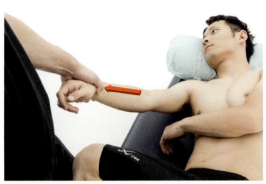

（図 8-90）患者の右腕を自分の方へ引いて肩の位置を安定させる

③施術者の構え

施術者は患者に対してパルペーションによって予想される LOD を意識してコンタクトポイントが **胸骨の真下** に来るようにセットアップできる位置に立ちます。(図 8-91)

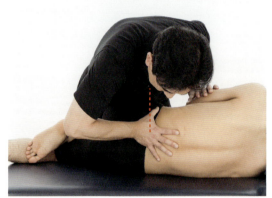

（図 8-91）胸骨がコンタクトポイントの真上に来る位置に構える

④患者の脚を腿でコントロール

施術者は、両脚をテーブルに着けて寄りかかるように立ちます。その時、自分の右脚の腿の前面で、患者の曲げた左脚の膝の下ぐらいに軽くすくい上げるようにコンタクトして、患者の左脚をコントロールします。(図 8-92)

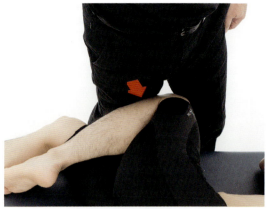

（図 8-92）右太腿で患者の脚をコントロールする

⑤腿で押し込む

施術者の右の腿の前面で、患者の脚を **コンタクトポイントに向かって軽く押し込む** と、そこにまた「張り」ができます。これを上手く使って、アジャストメントに必要な適度な「張り」を作ることがコツです。(図 8-93)

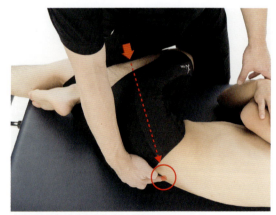

（図 8-93）右腿で患者の脚をンタクトポイントに向けて押し込む

⑥サポートハンド

サポートハンドで患者の上体をやさしく固定して、安心感を与えるとともに腰の「張り」を逃がさないようにキープします。(図 8-94)

腰椎骨盤のアジャストメント

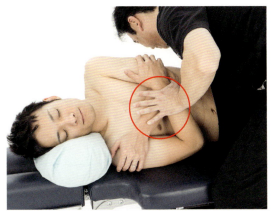

（図8-94）サポートハンドで患者の両手首を胸の前でやさしく支える

⑦コンタクトの確認

　施術者は、右手で患者のコンタクトポイントである棘突起のコンタクトポイントの確認をします。一旦確認したら、そこからは仮のコンタクトという「アバウトなコンタクトハンド」の状態で、正確なコンタクトに固執しないことです。ここからは、**患者の体を上手にコントロールしてロールするために右手を使っているとうことです。**(図8-95)

⑧患者のロール

　「アバウトなコンタクトハンド」で、タックインで作った腰の「**張り**」を逃がさず、さらに作っていくように「**背骨を引き伸ばすようにロール**」します。(図8-96)

　目指すは、**90度のロール**です。患者の腰全体を面として考えるのなら、その面がテーブルに対して垂直の90度前後が理想的です。そして、腰椎の部分の90度のロールをキープしたまま、さらに骨盤だけわずかにロールします。
（図8-97）

⑨骨盤の固定

　ここで、せっかくロールで作った腰の「張

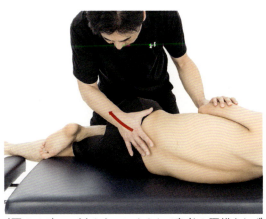

（図8-96）アバウトなコンタクトで患者の腰椎をわずかに屈曲させながら引き伸ばすようにロールする。手のひらのベースを使って行うとイメージが出る

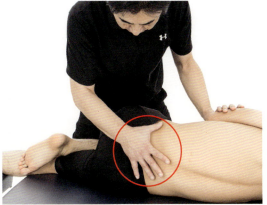

（図8-95）アバウトなコンタクトで楽に患者のロールをコントロールする

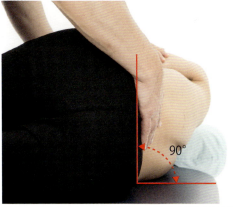

（図8-97）患者の腰部がテーブルとほぼ90度になる位置

り」を逃がさないように、患者の**「骨盤の固定」**をします。施術者は、自分の腹部で患者の骨盤を押さえて固定します。これで**「張り」**をキープします。（図8-98）（図8-99）

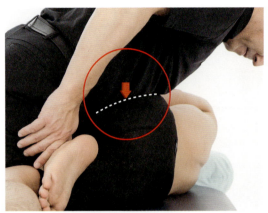

（図8-98）お腹で患者の骨盤を固定し、自由にコントロールする

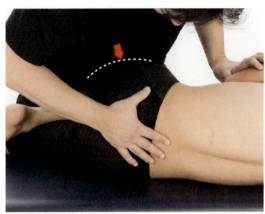

（図8-99）お腹で患者の骨盤を押さえて固定とコントロール

胸骨がコンタクトポイントの真上にあり、患者の腰の面がテーブルに対し垂直の90度に近い状態を作ります。

⑩ LODの微調整

骨盤を固定したら、余裕を持って**正確にコンタクトを取り直し**、予想されるLODに向かって軽く押して触診をします。**LODの微調整**をしてコンタクトハンドをリラックスさせますが、ここではもうアバウトなコンタクトではありません。(図8-100)

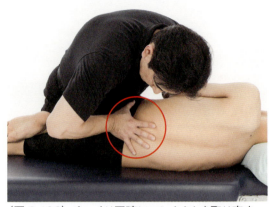

（図8-100）ゆっくり正確にコンタクトを取り直す

⑪「張り」の確認

右腿からすくい上げるようにコンタクトポイントに向かって患者の左脚を押し込みながら最後に腰の**「張り」**を再確認して、LODとスラストハンドの肘からコンタクトポイント、つまり前腕部を重ねます。(図8-101)

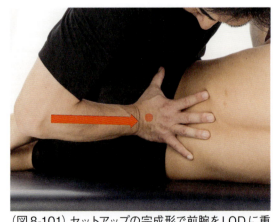

（図8-101）セットアップの完成形で前腕をLODに重ね合わせる

⑫ テンション

　体重を軽くコンタクトポイントに向けてかけて、**「手首を伸展」**させてテンションを取り、患者がリラックスしていることを確認してからスラストします。(図8-102)

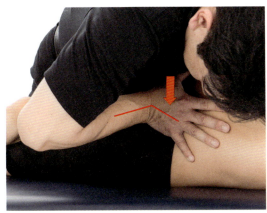

(図8-102) 上体の体重をコンタクトポイントに軽く乗せていき、手首をキュッと伸展させてテンションを取る

⑬ スラストとボディードロップ

　腕のスラスト、ボディードロップ、そして、サポートハンドの三つの力を**胸の下で一点に集める**ようにスラストします。

b. PI腸骨のセットアップからアジャストメントの流れ

　骨盤のアジャストメントは、腰椎ほど腰の「張り」をしっかり作らなくてもいい分、少しだけ難易度が下がります。しかし、腰の「張り」がまったく必要ないわけではなく、腰仙移行部ではやはり適度な「張り」を作っておかないと、スラストの力がそこで吸収されてしまいます。

　後は、仙腸関節を開いて、関節面での摩擦を少なくすることを考えます。セットアップは腰椎と似ていますが、ちょっとした違いも交えて解説します。

① 患者のポジショニングとタックイン

　患者を側臥位でしっかりとポジショニングしたら、タックインをして**腰仙移行部に「張り」**を作ります。(図8-103)

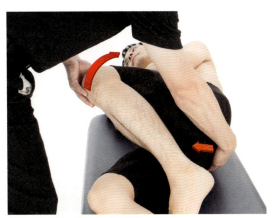

(図8-103) タックイン

② **左肩の安定**

　患者の下の手、右手を、施術者の左手で自分の方へ軽く引っ張り、肩をしっかり安定させるとともに、背骨にさらに**「張り」**を作ります。(図8-104)

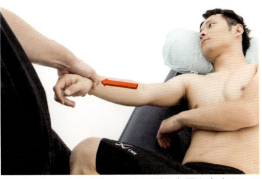

(図8-104) 左腕を自分の方に引き左肩を安定させる

③ **施術者の構え**

　コンタクトポイントがPSISなので、腰椎のアジャストメントの時より患者の足の方からアプローチして、PSISを下から上、後ろから前にスラストし易い角度で構えます。

施術者の胸骨が、**PSISの真上**に来るイメージで患者に向かい合います。腰椎のアジャストメントの構えより、わずかに上体が患者の頭の方向に向きます。(図8-105)

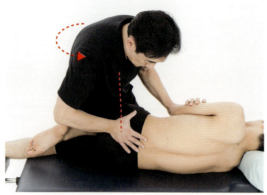

(図8-105) PI腸骨のアジャストの場合の患者へ構える位置

④患者の脚を腿でコントロール

施術者は、腰椎のアジャストメントと同じように両脚でテーブルに寄りかかり、右脚の腿の前面で患者の曲げた左脚を軽くすくい上げるようにコントロールします。(図8-106)

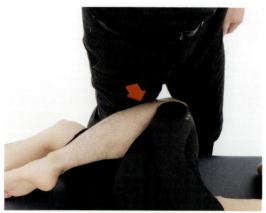

(図8-106) 右太腿で患者の左足をコントロールし、仙腸関節に向けて軽く押し込む

⑤腿で押し込む

施術者の右脚で、患者の脚をPSISに向かって圧力をかけるように押し込み、**仙腸関節を開きます。**この仙腸関節を開く圧力は微妙なものですが、とても大切です。この作業で**腰仙移行部にも「張り」**が生まれます。一石二鳥的な役割です。

⑥サポートハンド

サポートハンドでやさしくしっかりと患者のクロスした腕を支えます。(図8-107)

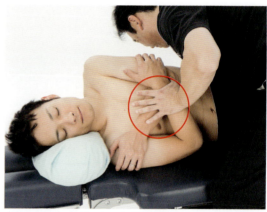

(図8-107) サポートハンドで患者の上体をやさしく支える

⑦コンタクトの取り方

PSISに下からすくうように軽くコンタクトします。この時、コンタクトハンドの圧力が強過ぎると、腰仙移行部の張りが逃げて伸展してしまいます。さらに、腸骨を仙骨に押さえ付けるような力も生まれて、仙腸関節を締めてクローズパック・ジョイントを作ってしまいます。(図8-108)

ここでも、予想されるLODに向かって軽く押して触診をして、LODの微調整をします。LODが確認できたら、また**「アバウトなコンタクトハンド」**にします。(図8-109)

腰椎骨盤のアジャストメント

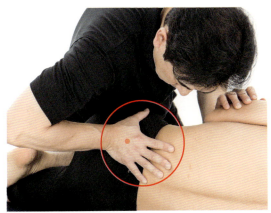
(図8-108) PSISを包み込むようにコンタクトし、手のひら全体を密着させる

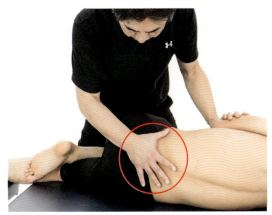
(図8-110) アバウトなコンタクトで患者の腰仙移行部を引き伸ばすようにロールする

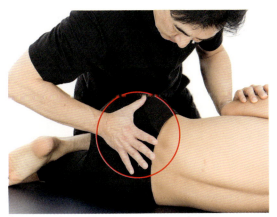
(図8-109) アバウトなコンタクトに変える

⑧患者のロール

「アバウトなコンタクトハンド」のまま、腰仙移行部の**「張り」**を逃がさないように骨盤を背骨から軽く**「引き離す」**イメージを持ちつつ、施術者の方に腰から骨盤をロールしていきます。(図8-110)

ここでもテーブルと腰の面が90度になるようにして、骨盤だけさらにわずかにロールし、腰仙移行部を軽く屈曲させて、**「張り」**を作りつつ、アジャストする左の仙腸関節を少し開き、**オープンパック・ジョイント**にします。

⑨骨盤の固定

施術者は、自分の腹部でしっかり骨盤を固定して、腰仙移行部の**「張り」**と左の**仙腸関節の開き**をキープします。(図8-111)

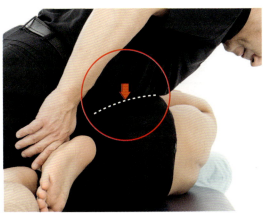
(図8-111) お腹で患者の骨盤を固定し、自由にコントロールする

⑩コンタクトの取り直し

最終的なコンタクトを正確にPSISに取りなおし、**LODの微調整**をし確認します。(図8-112)

⑪「張り」の確認

右脚の腿で、患者の脚を軽くすくうようにして仙腸関節に向かって押しこみ、最後

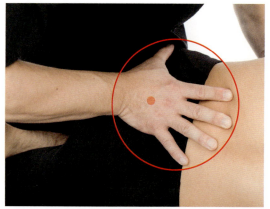

（図 8-112）PSIS に運命線コンタクトでしっかりとコンタクトを取る

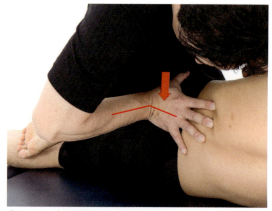

（図 8-114）体重をコンタクトポイントにかけながら手首を伸展させて LOD に向けてテンションを取る

に腰の**「張り」**を再確認して、LOD とスラストハンドの肘からコンタクトポイント、つまり前腕部を重ねます。(図 8-113)

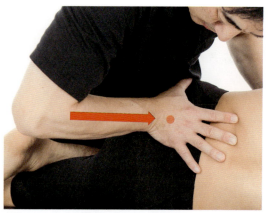

（図 8-113）PI 腸骨のアジャストメントのセットアップ完成形で右前腕を LOD に重ね合わせる

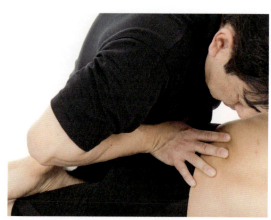

（図 8-115）スラストしたら一瞬ホールドする

⑫ テンション

　施術者の前腕を、LOD に合わせ体重を利用して軽く圧力をかけて、**手首を伸展**させてテンションを取ります。(図 8-114)

⑬ スラストとボディードロップ

　患者がリラックスしていることを確認してから、腕からのスラスト、ボディードロップ、サポートハンドの**三つの力を胸の下で**一点に合わせるようにスラストしホールドします。(図 8-115)

c. AS 腸骨のセットアップからアジャストメントの流れ

　AS 腸骨のアジャストメントは、他の腰椎骨盤のアジャストメントが比較的に下から上に向けてのイメージが強いのに対して、逆に上から下に向けてのイメージが強くなるのが特徴です。他のアジャストメントに比べて患者をロールする量が少し多い分、セットアップにもその差が出てきます。他との違いを中心に手順を解説します。

腰椎骨盤のアジャストメント

①**患者のポジショニングとタックイン**

　患者を側臥位でポジショニングします。他のアジャストメントとより少しロールする量が多い分、ポジショニングにも違いがあります。

　まず、患者を他のアジャストメントの時より、少し<u>テーブルの端から遠い位置</u>にポジションして、テーブルの端に寄ったところにはポジショニングさせないことです。次に、<u>タックインをやや多め</u>にしっかり取っておくことが必要です。（図8-116）

　この二つの違いは、患者の骨盤をより多くロールする必要があるので、テーブルから患者が落ちないようにするためです。

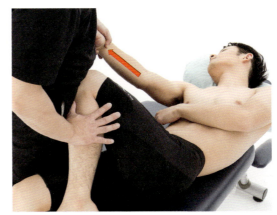

（図8-117）患者の右腕を少し多めに引いて、上半身をより上に向かせる

ジャストするため、よりテーブルに対し正面を向くように構えます。立ち位置と構えはコンタクトポイントをへその下に引き寄せられる位置に構えます。（図8-118）

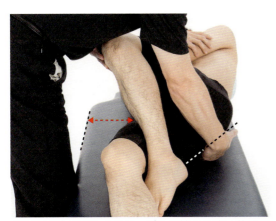

（図8-116）患者をよりテーブルの端から遠い位置にポジショニングし、タックインを多めに取る

②**左肩の安定**

　患者の左腕を自分の方に引いて肩を安定させますが、この時も<u>少し多めにしっかりと引いて</u>安定感を増やします。（図8-117）

③**施術者の構え**

　PIISが仙腸関節の下に位置するのと腸骨を上から下に向けてトルクをかけてア

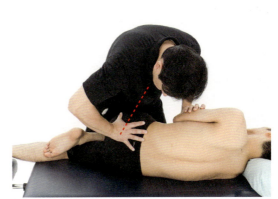

（図8-118）AS腸骨のアジャストメントの立ち位置と構え

左にお尻を振るようなボディードロップをできるようにスタンスを取ります。

④**サポートハンド**

　サポートハンドをPI腸骨同様に取りますが、AS腸骨の場合はスラストするまでのセットアップで患者の体を施術者の方へトルクをかけながら引き寄せていくので、患者の上体

が一緒にロールし過ぎないように支え続けるために、他のアジャストメントよりサポートハンドの役割が大きくなります。(図 8-119)

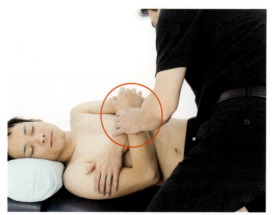

(図8-119) AS腸骨のポジションでは、サポートハンドもややしっかりと支える

⑤コンタクトの取り方

コンタクトハンドの**指先を施術者自身の方に向ける**気持ちで、**肘を思い切り大きく前に張り出し**、患者に**覆いかぶさって**コンタクトを取ります。(図 8-120)(図 8-121)

⑥患者のロール

施術者は、伸び上がるように、患者に**思い切り大きく**覆いかぶさった自分の体を**元の位置に戻す力**を利用して、コンタク

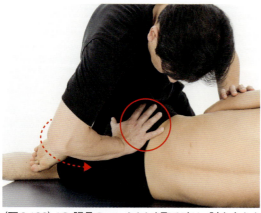

(図8-120) AS腸骨のコンタクトを取る時は、肘を大きく張り出し、指先が自分の方を向くような位置から開始

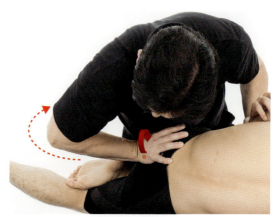

(図8-121) 肘を絞るようにして手を捻りこむようにトルクをかけながらコンタクトする

トハンドで**時計回りにトルクを強くかけ**ながら**骨盤を引き寄せる**ようにロールします。(図 8-122a,b)

トルクを仙腸関節にかけて関節を開き、**オープンパック・ジョイント**を作るために骨盤をロールさせる意識します。

⑦骨盤の固定

ここでコンタクトのトルクを決して緩ませず、施術者の**へその下に捻りこむ**ようにコンタクトポイントを持ってきて、そこに体重

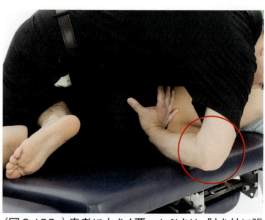

(図8-122a) 患者に大きく覆いかぶさり、肘を外に張り出して、指が自分の方を向くようにコンタクト

腰椎骨盤のアジャストメント

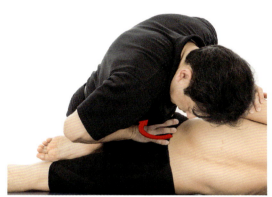
（図8-122b）自分の体を元の位置に戻す力を利用して、コンタクトハンドで時計回りのトルクをかけてお腹の下に引き付ける

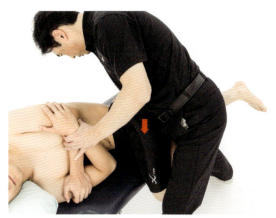
（図8-124）LODの微調整を軽く体重をかけるようにして行う

を乗せて骨盤を固定します。一旦、しっかり固定すれば、コンタクトハンドが少々緩んでも、またすぐ取り直せます。(図8-123)

⑨ **張りの確認**

　ここで、あまりもたもたしているとトルクを逃がしてします。腸骨をAS方向からPI方向に回すイメージを大切にして、**タックイン**が解けていないかや仙腸関節が**オープンパック**に開かれている張りを確認しテンションを取っていきます。(図8-125)

⑩ **テンション**

　コンタクトで**トルク**をかけながら、LODに向かって自分の**体重をかけて、手首をさらに伸展させててこの作用**でテンションを取ります。(図8-126)

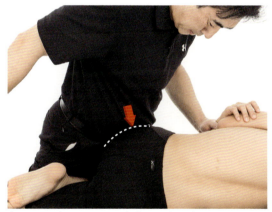
（図8-123）へその下で患者の骨盤を抑え込むようにして固定する

⑧ **コンタクトの取り直し**

　コンタクトをしっかり取り直し、トルクをさらに強力にします。手でトルクをかけたままLODの微調整をしますが、大きな腸骨にコンタクトハンドでトルクをかけているので、手先だけでなく自分の**体の重さ**を使いながら行います。(図8-124)

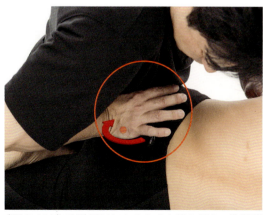
（図8-125）時計回りにトルクをかけながら、仙腸関節をオープンパックに保つ

175

腰椎骨盤のアジャストメント

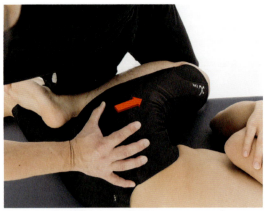

（図8-126）手首をさらに伸展させてLODに向けてテンションを取る

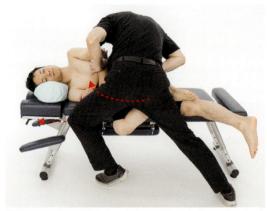

（図8-128）お尻を左に振るようにボディードロップ

⑪ スラストとボディードロップ

　テンションを取ったら患者に息を止めないように伝え、リラックスしているのを確認してから、患者の**左大腿骨に沿ってLOD**を決めてスラストします。この時に、さらに手でトルクをかけながら**肘を絞るようにスラスト**します。(図8-127)（図8-128)

　ボディードロップは左足へ体重移動しながら、お尻を左に振るように行います。

d. 仙骨底の後方変位のセットアップからアジャストメントの流れ

　このアジャストメントは、比較的シンプルなものです。ポイントは、骨盤全体をしっかり固定して、中央の仙骨だけを射抜くように動かすイメージを持つことです。

　ここでも、やはりある程度は**腰仙移行部**に**「張り」**を作ります。そうしないと、スラストの勢いで腰仙移行部が伸展してスラストの力を吸収してしまうことがあるからです。

　セットアップはPI腸骨と共通した部分が多くなります。

①ポジショニングとタックイン

　PI腸骨の時と同様に、側臥位で患者をしっかりポジショニングしたら、タックインをして腰仙移行部に**「張り」**を作ります。(図8-129)

②肩を安定させる

　患者の下の手、右手を施術者の左手で自分の方へ軽く引っ張り、肩をしっかり安定させるとともに背骨にさらに**「張り」**を作

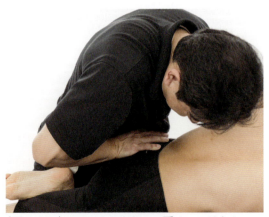

（図8-127）スラストしたら、一瞬ホールドする

腰椎骨盤のアジャストメント

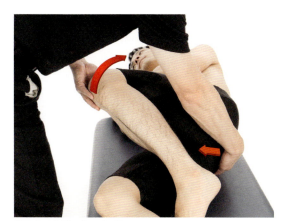

（図 8-129）タックイン

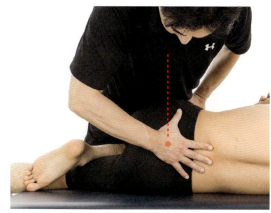

（図 8-131）胸骨が S2 の真上に来るような位置に構える

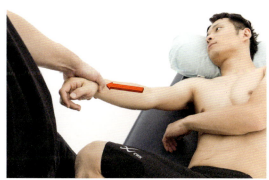

（図 8-130）患者の左腕を自分の方に引いて左肩を安定させる

ります。(図 8-130)

③施術者の構え

　コンタクトポイントが仙骨なので、腰椎のアジャストメントの時より患者の足の方からアプローチして S2 を後ろから前にスラストし易い角度で、自分の**胸骨が S2 の真上**に来るイメージで患者に向かい合います。(図 8-131)

④患者の脚を腿でコントロール

　施術者は、腰椎や PI 腸骨のアジャストメントと同じように、両脚でテーブルに寄りかかり、右脚の腿の前面で患者の曲げた左脚を軽くすくい上げるようにコントロールします。

⑤腿で押し込む

　施術者の右脚で、患者の脚を**腰仙移行部**に向かって圧力をかけるように押し込みます。この圧力は微妙なものですが、とても大切です。この作業で腰仙移行部に「張り」が生まれます。(図 8-132)

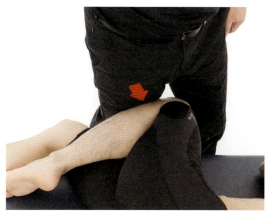

（図 8-132）太腿で患者の左足をコントロールし、仙腸関節に向かって圧力をかけるように押し込む

⑥サポートハンド

　サポートハンドで患者のクロスした腕を支えます。(図 8-133)

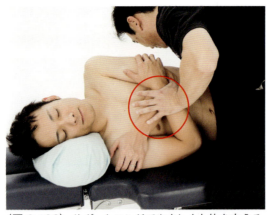

（図8-133）サポートハンドでやさしく上体を支える

⑦コンタクトの取り方

S2 に運命線でソフトにコンタクトします。この時に、コンタクトハンドの力が強過ぎると、腰仙移行部の張りが逃げて伸展してしまいます。

ここでも予想される LOD である P-A に向かって腰仙関節面を意識して、コンタクトハンドで触診をして LOD の微調整をします。LOD が確認できたら、また「アバウトなコンタクトハンド」にします。（図8-134）

⑧患者のロール

「アバウトなコンタクトハンド」で、腰仙移行部の**「張り」**を逃がさないように**骨盤を背骨から軽く引き離すイメージ**を持ちつつ施術者の方にロールしていきます。ここでもテーブルと腰の面が90度になるようにして、さらに骨盤だけわずかにロールさせて腰仙移行部の**「張り」**キープします。ここでも自然と第5腰椎と仙骨の関節がわずかに開くはずです。（図8-136）

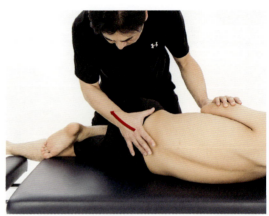

（図8-135）アバウトなコンタクトで、腰仙移行部を引き離すイメージでロールさせる

⑨骨盤の固定

施術者は自分の腹部でしっかり骨盤を固定して、腰仙移行部の**「張り」**と**関節の開き**をキープします。腹部で左の腸骨を固定し、テーブル面で右の腸骨を固定し、その間の仙骨を射抜く準備をします。（図8-135）

⑩コンタクトの取り直し

コンタクトを S2 に正確に取りなおし、仙骨底面に合わせた LOD の微調整をします。（図8-137）

⑪張りの確認

右脚の腿で患者の脚を軽くすくうようにし

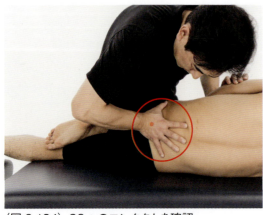

（図8-134）S2 へのコンタクトを確認

腰椎骨盤のアジャストメント

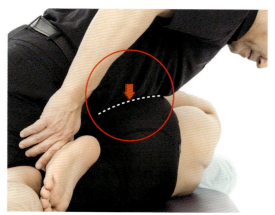

（図8-136）腹部で骨盤をしっかり固定し、支えて、コントロールする

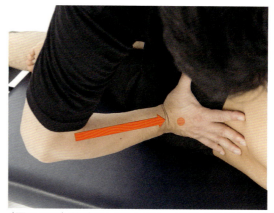

（図8-138）前腕をLODと重ね、手首を伸展させてテンションを取る

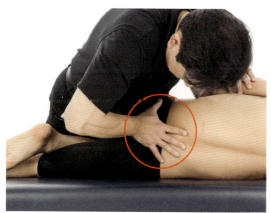

（図8-137）しっかりとコンタクトを取り直し、仙骨底のアジャストメントのセットアップの完成形となる

してから、腕からのスラスト、ボディードロップ、サポートハンドの**三つの力を胸の下で一点に合わせる**ようにして、LODに沿ってスラストしホールドします。（図8-139）

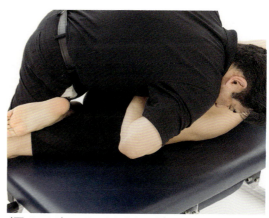

（図8-139）スラストしたら一瞬ホールドする

て押しこみ、最後に腰の**「張り」**を再確認して、LODとスラストハンドの肘からコンタクトポイント、つまり前腕部を重ねます。

⑫ テンション

施術者の前腕を仙骨底面に沿ったLODに合わせ、コンタクトポイントに体重をかけて**手首を軽く伸展**させてテンションを取ります。（図8-138）

⑬ スラストとボディードロップ

患者がリラックスしていることを確認

13
患者のリラックス法

アジャストメントの技量が上がれば上がるほど、アジャストメントの成否やクオリティーの差は、どれだけ**患者の体の力が抜けているか**にかかってきます。それ程、患者がリラックスするということは大切なことです。

特に、腰や骨盤周りの筋肉は力が強いので、リラックスできなければアジャストメントは難しくなります。患者をリラックスさせる技は、重要なテクニックの一つなのです。

a. ポジションニングでの肩の位置

患者のポジショニングが快適でなければ、患者はその時点からすでに力が抜けない状態になっています。特に側臥位では、ロールした時にテーブルから転げ落ちる気がして体に力が入ってしまうというケースが多く見られます。

患者の肩があまりテーブルの端に寄り過ぎないようにし、患者の下の手となる右手を施術者の方へしっかり引っ張って肩を丸めさせて安定させます。**上の左肩は、逆に前に丸まらないようにします。上の肩が前に丸まると患者は身を固め易くなります。**またサポートハンドでも上手くコントロールして患者の上半身がロールし過ぎないようにすることが大切です。(図8-140a,b)

b. テーブルの端との距離

先ほどの肩だけでなく、患者の**体全体がテーブルの端に寄り過ぎている場合も、力が入ってしまいます。**患者を適量ロールしても大丈夫な**安心感のある距離感**を保ちます。(図8-141a,b)

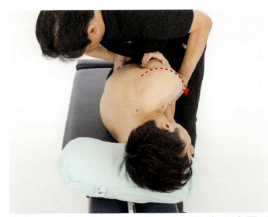

(図8-140b) 患者の上体がロールし過ぎて、左肩が前に丸まって、体に力が入る

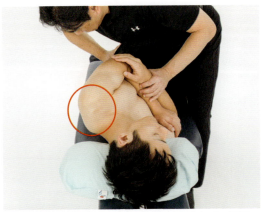

(図8-140a) 患者の左肩の位置が安定して、リラックスしている

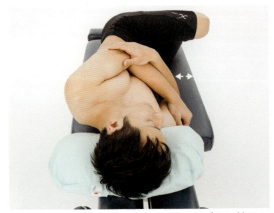

(図8-141a) 患者のポジションが、テーブルの端から余裕のある位置にある良い例

腰椎骨盤のアジャストメント

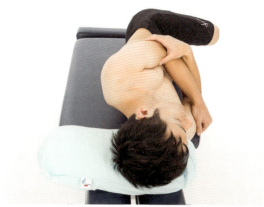

（図 8-141b）患者がテーブルの端により過ぎている悪い例

c. 腰の反り、丸まり

患者を側臥位でポジショニングした時、患者

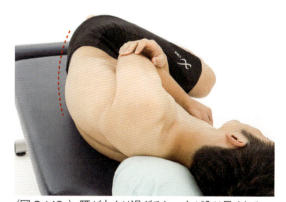

（図 8-142a）腰が丸まり過ぎると、力が入り易くなる

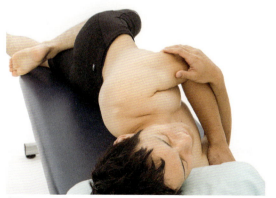

（図 8-142b）腰を反り過ぎて筋肉に力が入り易くなり、関節も伸展で閉じてしまう

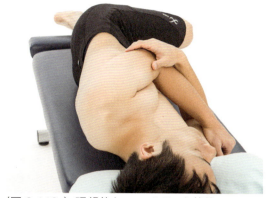

（図 8-142c）理想的なニュートラルな状態

によっては腰を反らせていたり、逆に丸め過ぎていたりします。どちらも力を入れ易い状態ですので、真っすぐなニュートラルか、そこからわずかに屈曲した状態に腰をポジショニングします。（図 8-142a,b,c）

d. 肩の力を手で動かして緩めて抜いてあげる

患者は、自分自身でも気づかないうちに体に力が入っているものです。力んだ患者の肩を、やさしく手で揺らしてあげながら、肩の力を抜いてリラックスするようにやさしく言葉で伝えます。（図 8-143）

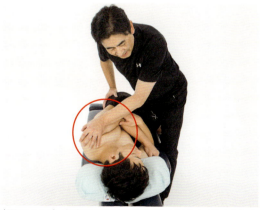

（図 8-143）患者の肩を実際に軽く揺らして、肩の力を抜くように伝える

181

e. ロールの量を最小限にする

患者は、体を**ロールされれば、されるほど体を硬くする傾向**があります。まったくロールせず、側臥位で楽に横たわって、リラックスしている状態でアジャストメントが可能なら一番いいですが、なかなかそういうわけにもいきません。（図8-144a,b）

できる限りロールの量を少なくする努力は大切です。腰の面がテーブルと90度となるぐらいのロール量を目指します。

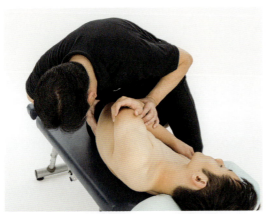

（図8-144a）患者の体のロール量を最小限でアジャストする

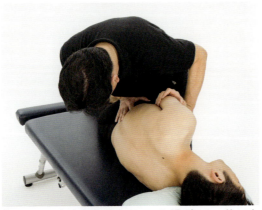

（図8-144b）患者の体をロールし過ぎると、体に力が入り、関節も閉じてしまう

f. コンタクトハンドとサポートハンドで揺らす

これは非常に重要な技です。少しレベルが高い方法ですが、技量が上がってくるにしたがって一番有効な技となります。

前提として、まずコンタクトをやさしく軽く正確に取れる技量が必要です。セットアップをしてテンションを取るという作業は、実は一瞬です。上達すればするほど、それはスラストの一部として同化されていきます。ゆえに瞬時にスパッとスラストしてアジャストすることができるのです。

セットアップした後に、患者の力を抜かせるために「呼吸を楽にして力を抜いてリラックスしてくださ〜い」とやさしく声をかけながら、**コンタクトハンドとサポートハンドを軽くゆったり揺らして患者に力を抜かせていきます。コンタクトハンドの下で患者の体がリラックスするのを感じたら、**その瞬間にスパッとアジャストします。（図8-145）

施術者のサポートハンドやコンタクトハンドが、やさしくリラックスできていることが大前提です。

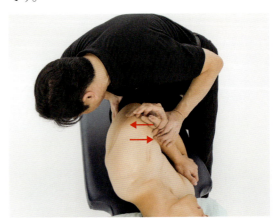

（図8-145）患者の上体をサポートハンドを使って前後に軽く揺らしながらリラックスさせる

g. 声のかけ方

患者への声のかけ方は大切です。施術者の言葉や声音が緊張していたり、厳しかったり、怖いと患者は力を抜けません。**ゆったりとやさしい口調で声をかけるようにします。**(図 8-146)

やさしさと自信に満ちた口調や表情ほど、患者を安心させるものはありません。適切なタイミングで、適切な言葉をかけられるように、普段からよく考えて心がけることが大切です。

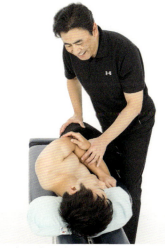

(図 8-146) 不安を感じる患者にやさしく言葉をかけることは大切

14 練習方法

腰椎骨盤のアジャストメントは、難易度が上がる分だけ練習がたくさん必要です。上手くいかずにフラストレーションが溜まった時は、必ずこの本を丁寧に読み返してください。きっと、ヒントとなる重要な言葉を見つけることができるはずです。

基本的な体の動きを理解して、体に染み込ませることができるのは、練習以外にありません。毎日練習し、患者の臨床前のウォーミングアップとして利用すると、アジャストメントの切れが増します。

a. 腕のスラストのドリル

①大胸筋で肩だけを動かす

左手のひらを右の大胸筋に当てて、指先が右脇の下に来るようにします。左手の下で大胸筋の収縮を感じながら、右の肘や手首は固定して動かさずに、右肩の動きだけに意識を集中します。(図 8-147a,b)

最初は、ゆっくり肩の動きを感じます。そして、**右の二頭筋と大胸筋で左手の指を脇で締め付けるように LOD に合わせてスラスト**します。

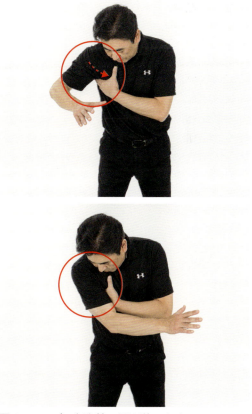

(図 8-147a,b) 大胸筋で肩を動かすドリル

スラストしたら、その場でホールドします。少しずつスピードを上げて Max まで上げていきます。くれぐれも、肩の動きに意識を持っていくことを忘れないようにします。もちろん、左腕の練習もします。

②肘を伸ばす動きを加える

次に、肩の動きに**肘を伸ばす動きを加えます**。これも最初はゆっくりとしたスピードから丁寧にはじめます。動きの一つひとつをしっかり感じます。(図 8-148)

スラスト&ホールドもします。そして、徐々にスピードアップして Max へと上げていきますが、あくまで肘や肩の動きを感じることを忘れないようにします。

③手首の伸展を加える

最後に、**手首の伸展を加えていきます**。動きを丁寧に感じてタイミングを合わせることを意識します。(図 8-149)

ゆっくりスムーズにできるようになったら、少しずつスピードアップします。スラスト&ホールドも忘れずに。

b. ボディードロップの練習 3 種
①お辞儀前屈

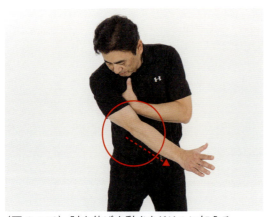

(図 8-148) 肘を伸ばす動きをドリルに加える

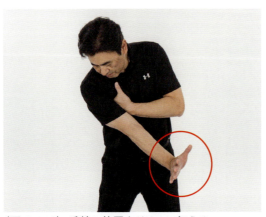

(図 8-149) 手首の伸展をドリルに加える

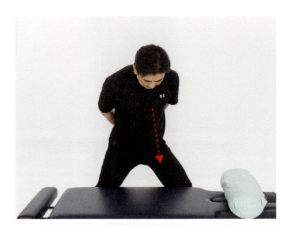

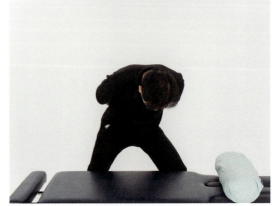

(図 8-150a,b) 腹筋を使ってのお辞儀で、上体のドロップのドリルの連続写真

腰椎骨盤のアジャストメント

　適度なスタンスを取り、前屈の振り幅は小さくていいので、腹筋をリラックスさせておいて、キュっと力を入れて素早くお辞儀をします。 その時に、上体を胸骨を中心としたイメージで前屈させます。(図8-150a,b)

　お辞儀をしたら、その場でホールドする習慣をつけます。最初はゆっくりとしたスピードから始めて、徐々にスピードアップします。どれだけ速くできるかチャレンジします。コツは、リラックスし、上体の<u>前屈の始動の一瞬を重力を利用</u>して落ちていくことを利用して、その直後に腹筋を使い行うことです。

②前のめりに倒れこみ

　前脚の膝をテーブルの縁に沿って滑らせ、バランスを失ったところで、<u>胸骨でコンタクトポイントを押すことをイメージして前のめりに倒れこむ</u>練習です。膝の使い方や重力を利用する感覚を養います。(図8-151a,b)

③ダミーへの打ち込み

　これは、体全体の使い方を覚えさせるもので、丁寧に行うことが重要です。勢いに任せて強くやればいいというものではありません。(図8-152a,b)

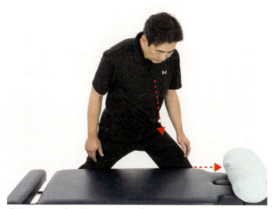

（図8-151a）左膝をテーブルの縁に沿って滑らせる

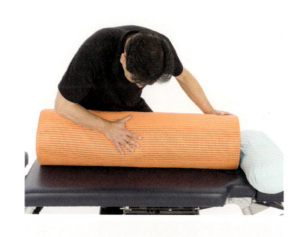

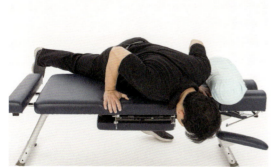

（図8-151b）重力を利用し、躊躇なく体を預けるように倒れこむ練習をする

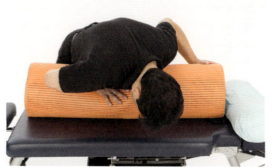

（図8-152a,b）丁寧にダミーへボディードロップの打ち込みをする連続写真

上体のドロップと下半身からのドロップとのタイミングを合わせます。重力で体が落ちていく力を最大限利用することを意識します。

ここでも、コンタクトポイントに力をかけるイメージを大切にして、自分の体で患者を潰すイメージを持つと上手くできます。

それができるようになったら、ボディードロップと腕のスラストのタイミングをきっちり合わせる練習です。何度も繰り返し行って、体にタイミングを染み込ませます。タイミングを合わせるだけで、**勝手にパワーが倍増**されることを実感しながら行います。

c. 三つの力のタイミング合わせの練習
①エア・アジャストメント
　スラスト、ボディードロップ、サポートハンドの三つの力を、胸骨の前で合わせる練習をエア・アジャストメントでします。本当に患者をアジャストするイメージで、ゆっくりと丁寧に行います。(図8-153a,b)

ゆっくりしたスピードで上手くできるようになったら、徐々にスピードを上げて、実際のアジャストメントと同じスピードで行います。

②ダミーでのタイミング合わせ
　ダミーを使ってスラスト、ボディードロップ、サポートハンドのタイミングを合わせる練習をします。あくまでも、実際のアジャストメントをイメージして、丁寧に行うことが大切です。(図8-154)

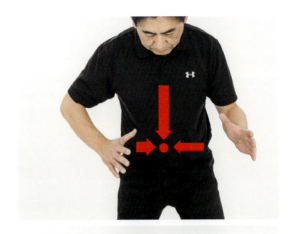
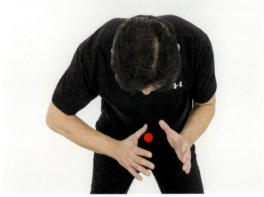

(図8-153a,b) 三つの力をエア・アジャストメントで練習する連続写真

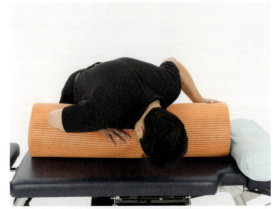

(図8-154) ダミーを使って三つの力のタイミングを合わせる練習をする

ゆっくりしたスピードから、徐々に実際のスピードに上げていきます。最高のアジャストメントをイメージして行います。

腰椎アジャストメントのセットアップ八景

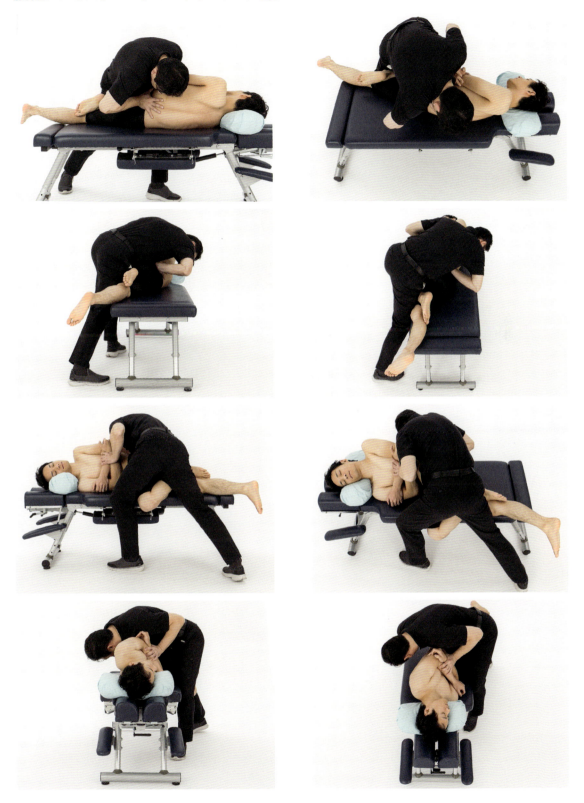

AS 腸骨アジャストメントのセットアップ八景

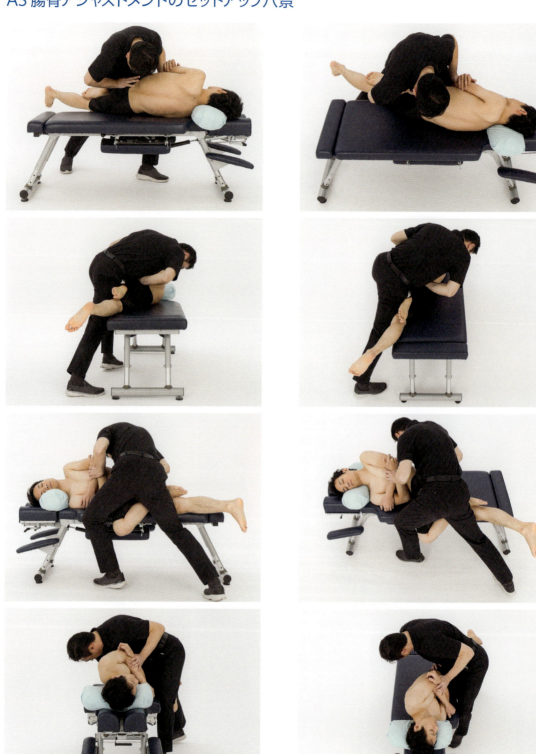

あとがき

　14年ぶりにテクニックブックを書き下ろし終えた率直な感想は、「とんでもなく大変だった」ということです。14年前に比べれば、経験豊富な編集者、デザイナー、そして、プロのカメラマンに写真スタジオと環境面でははるかに恵まれていました。しかし、私自身が、自分が書く本がどれだけ多くの方に影響を与えるかという認識ができ、少しでも正確に私が伝えたいことを読者に理解してもらえるように、言葉の一語一句や表現を考えながら執筆したからでしょう。

　今まで、たくさんの方に、どれだけ一生懸命に私の本を読んで、それを理解しようとしてきたかの苦労を聞いてきました。なかなか私に直接学べる機会がない環境にいる先生は、私の表現がわかりにくければ、それを理解するのに大変な苦労をされることになります。そのような苦労が少しでも軽減され、私の意図することが素直に吸収できることを願いながら書きしたためました。

　私自身が、ロサンゼルスでカイロプラクティックの大学に入学し、カイロプラクティックのテクニックを学び始めたのが1988年のことです。多くの素晴らしい先生や先輩方にも恵まれましたし、誰よりも優れたアジャストメント・テクニックを身に付けたいと、クラスメートの中でも飛びぬけて練習に時間を費やし、学びを請いに色々なところに出かけて行きました。一生懸命になればなるほど悩みは深くなるものです。上手くできなくて悔しい思いをした回数も誰にも負けていないと思います。

　毎晩のように背骨の模型を相手に試行錯誤して、そのまま一緒に寝てしまうこともありました。人の体の中で何が起こっているのか、どのような状態なのかが知りたくて、体の中の背骨が見える透視能力が欲しいとどれだけ渇望したことでしょう。本当に辛かったことを思い出します。当時のそんな気の遠くなるような背骨への思いを、この本の表紙にデザインしていただきました。

　親が子供に少しでも苦労させたくないと、色々心配して世話を焼くのと同じように、カイロプラクティックを一生懸命に学んでいる私の仲間たちの苦労が少しでも軽減されればという思い、私が学生の時にこんな本があったら良かったのにという思いで本を構成していきました。まさに、言葉で手取り足取りという指導ができればと思いました。それだけに、苦労が大きかったのでしょう。アメリカでも、ここまで細かく表現した本はないと思います。世界で一番のアジャストメントのテキストにしたいと思いました。実際、どれだけのものになったかはわかりませんが、そこに込めた思いは誰にも負けていないと思っています。

　私は、常々、自分がカイロプラクターとして、どんなに幸せな人生を送っているかを話します。セミナーや勉強会、本やDVDで、多くの方が私のテクニックを学んできたことでしょう。でも、実際にどれだけの方が、本当に実践的に役立つテクニックを習得できたのでしょう。私が、カイロプラクター

として、こんなにも幸せを感じているのと同じように、一人でも多くの方にカイロプラクターとして幸せを感じて欲しいのです。そうすれば、より多くの体の不調に苦しむ人々が救われて幸せになれるのです。私一人が診られる患者の数はたかが知れています。しかし、多くの仲間が優れたカイロプラクターに成長してくれれば、世の中のもっとたくさんの人が幸せになれるのです。

　私の前で救われて涙して感謝してくださった患者さんのような方が、もっともっと増えるのです。それが私をこんなにも幸せにしてくれたカイロプラクティックへの恩返しであり、カイロを私に伝えてくれた偉大なる先人たちへの恩返しだと思います。この本がそのような偉大なる働きのための手助けになればと願っています。

　この本を通して、散々「考える」ことの大切さを説いてきました。私は、自分のコピーを作りたいのではありません。皆さんには、私がそうであったように自分の特性を十分に活かしたテクニックを習得して欲しいと思います。皆さん自身のテクニックです。そのためのヒントや参考になれば幸いです。皆さんのこれからの活躍を応援し、楽しみにしています。

　最後に、私にこのような本を執筆する機会を与えてくださった齋藤信次氏、そして、「岡井先生に本を書かせる会」の先生方、私の難解な要求に応えてくれたデザイナーの内田浩二氏、独特の内容に苦労しながらも校閲してくださった櫻井京先生に心より感謝します。日々私を支えてくれるクリニックのスタッフたち、私に学びを与えてくれる患者さんたち、私を愛を持って支えてくれる妻をはじめ家族の一人ひとりに言葉では言い表せない感謝をしています。

　皆さん、カイロプラクティックを信じて、そして、自分自身を信じて一生懸命頑張ってください。カイロプラクティックで幸せな人生を送られることを心から願っています。

岡井 健 D.C.

【著者紹介】

岡井 健（おかい たけし）D.C.

・1964年7月4日東京都生まれ、福岡市育ち。福岡西陵高校を卒業後、1984年に語学留学のため渡米。その後、マサチューセッツ州立大学在学中にカイロプラクティックに出会い、LACC（ロサンジェルス・カレッジ・オブ・カイロプラクティック、現在は南カリフォルニア健康科学大学傘下のカレッジ）に進学し、1991年に卒業した。

・LACC在学中からLACCの正規教育で学ぶディバーシファイド・テクニックに加え、ガンステッド、AK、SOTなど、様々なテクニックを学んだ。1992年カリフォルニア州開業免許取得。

・1991～95年まで南カリフォルニア州でアソシエート・ドクターとして勤務。1995年サンフランシスコ空港近郊のサンマテオにて開業。2001年にはシリコンバレーの中心地に「サンノゼ・クリニック」をオープンした。

・サンフランシスコ・ベイエリアのコミュニティー誌ベイスポに「カイロの道」、北カリフォルニアの日本語新聞J Weeklyに「カイロといえばドクター岡井！」のコラムを長期連載中で、情報面からも人々の健康をサポートしている。日本ではカイロジャーナル紙に、十年以上にわたり「I Love Chiropractic!」を連載した。

・年に1,2回は日本に帰国し、カイロプラクティックを愛する仲間とともに「カイロプラクティック・ソウルナイト」を開催したり、カイロプラクターとして成功するための総合的なセミナーや、技術を伝授するためのセミナーを開催するなど、カイロプラクティックの普及と後輩の育成に努めている。

・著書に『カイロプラクティック経営成功哲学』（科学新聞社）、『岡井DCのテクニック・ブック』（日本医科学出版）などがある。

岡井 健 D.C. オフィスのウェブサイト
https://www.okaichiro.com/

マイ・プラクティス
カイロプラクティック 基本テクニック論

2018 年 7 月 4 日　初版第 1 刷 発行

著者　岡井 健
発　行　セラピーウェイ株式会社
発売元　株式会社 科学新聞社
東京都港区浜松町 1-2-13 〒 105-0013
Tel：03-3434-3741 Fax：03-3434-3745
http://www.chiro-journal.com

印刷・製本　港北出版印刷株式会社

ISBN978-4-86120-050-2
©2018 Takeshi Okai
Printed in Japan
定価はカバーに表示してあります。